DE LA

BRONCHO-PNEUMONIE

DANS

LA DIPHTHÉRIE

PAR

F.-John DARIER
Docteur en médecine de la Faculté de Paris,
Ancien interne-lauréat des hôpitaux,
Répétiteur au laboratoire d'Histologie du Collège de France,
Membre de la Société anatomique.

PARIS
A. DELAHAYE et E. LECROSNIER, LIBRAIRES-ÉDITEURS
PLACE DE L'ÉCOLE-DE-MÉDECINE

1885

DE LA

BRONCHO-PNEUMONIE

DANS

LA DIPHTHÉRIE

PAR

F.-John DARIER
Docteur en médecine de la Faculté de Paris,
Ancien interne-lauréat des hôpitaux de Paris,
Répétiteur au laboratoire d'Histologie du Collège de France,
Membre de la Société anatomique.

PARIS
A. DELAHAYE et E. LECROSNIER, LIBRAIRES-ÉDITEURS
PLACE DE L'ÉCOLE-DE-MÉDECINE

1885

DE

LA BRONCHO-PNEUMONIE

DANS

LA DIPHTHÉRIE

INTRODUCTION

Pendant l'année d'internat que nous avons passée dans le service de notre cher maître, M. le Dr Cadet de Gassicourt, nous avons été frappé des ravages toujours croissants exercés par la diphthérie. L'étude de cette terrible maladie nous a paru de plus en plus intéressante, à mesure que nous pénétrions plus avant dans sa connaissance.

La diphthérie tue surtout par ses complications du côté des voies respiratoires, parmi lesquelles la broncho-pneumonie joue un rôle prépondérant. Bien des questions qui s'y rapportent sont encore pendantes; le matériel anatomique ne manquait pas. C'est ce qui nous a déterminé à faire de la broncho-pneumonie secondaire à la diphthérie l'objet de ces recherches.

Notre travail est divisé en deux parties. Dans la première, nous traitons le côté clinique de notre sujet ; dans la seconde, nous abordons l'exposé de l'anatomie pathologique, qui sera suivi de quelques considérations sur la pathogénie des accidents pulmonaires.

Nous avons renoncé à faire, selon l'usage, un chapitre consacré à l'historique. Depuis les temps les plus reculés, en effet, tous les auteurs qui ont parlé de la diphthérie ou des maladies du poumon ont touché aux questions qui nous occupent. Il eût fallu nous borner à une longue et fastidieuse énumération. Quant aux ouvrages plus récents, on verra que nous avons largement mis à profit les enseignements qu'ils contiennent.

Contrairement à l'usage encore, nous avons donné notre traitement de la broncho-pneumonie diphthérique avant d'exposer notre manière de voir sur ses lésions. C'est que la science nous a paru trop peu fixée sur leur pathogénie pour qu'on osât, des quelques connaissances nouvelles, déduire des conséquences thérapeutiques quelconques.

On s'étonnera peut-être aussi de nous voir décrire avec soin les micro-organismes dont nous avons constaté la présence dans les foyers de broncho-pneumonie, alors que cette étude morphologique ne devait pas être suivie d'expériences de culture et d'inoculations. On sait, en effet, quelle est la seule méthode rationnelle et réellement scientifique pour étudier le rôle des microbes pathogènes. Il ne suffit pas de constater leur présence, fût-elle absolument constante, au milieu des lésions d'une maladie. Il est indispensable de les cultiver, de les séparer les uns des autres s'il y en a plusieurs, de rechercher s'ils n'affectent pas des formes différentes aux diverses phases de leur existence ou sous l'influence de certaines conditions. Les cultures pures une fois obtenues, on doit les inoculer à des animaux d'espèces variées et reproduire de cette façon la maladie primitive, avec tous ses symptômes et toutes ses lésions. Mais là ne s'arrêtent pas encore les désidérata de la méthode : il faut arriver à transmettre le mal par des inoculations en série à d'autres sujets d'expérience. Enfin si l'on obtient de nouveau des cultures pures en ensemençant un terrain stérilisé avec les tissus d'un animal infecté, le cycle est fermé, et l'on peut dire qu'il y a une maladie de plus dont l'étiologie est acquise à la science. Mais, hélas! combien est petit le nombre de celles pour lesquelles ce travail est achevé!

Pour nous, nous avons dû renoncer à l'entreprendre pour la diphthérie, n'étant ni installé matériellement, ni surtout suffisamment préparé par nos études antérieures pour l'exécuter avec fruit. Comment aurions-nous espéré réussir là où tant de chercheurs, et des plus distingués, avaient échoué!

Mais ce n'est pas cesser de faire œuvre d'anatomo-pathologiste, que de rechercher, de décrire et de classer les micro-organismes que l'on rencontre dans l'affection qui fait l'objet de ce travail. L'analyse des cas où l'on trouve tel ou tel d'entre eux peut quelquefois faire entrevoir le rôle qu'il joue, et l'hypothèse à laquelle on sera conduit deviendra le point de départ des investigations du microbiologiste.

Là s'est bornée notre ambition ; puissions-nous avoir réussi dans notre modeste sphère.

PREMIÈRE PARTIE

Étude clinique de la broncho-pneumonie dans la diphthérie.

CHAPITRE PREMIER.

FRÉQUENCE.

De toutes les complications de la diphthérie, la plus fréquente et la plus redoutable est assurément la broncho-pneumonie.

Dire sa fréquence par rapport aux manifestations diphthériques prises en général est une tâche fort difficile. Trop de circonstances, en effet, influent sur son apparition : la forme, la gravité de la diphthérie, l'opération et les soins consécutifs, les saisons, le génie épidémique, etc.

Mais il est un fait qui, plus que tout autre, commande une grande prudence sur ce terrain : c'est que, dans le diagnostic clinique de la broncho-pneumonie qui survient dans le cours de la diphthérie, on se heurte à des obstacles presque insurmontables. La difficulté consiste surtout à saisir le moment où l'inflammation a dépassé les bronches et atteint le tissu pulmonaire lui-même. On sait d'ailleurs que la bronchite est pour ainsi dire de règle dans la diphthérie, surtout lorsque celle-ci a gagné le larynx. Qu'elle soit catarrhale ou pseudo-membraneuse, cette bronchite menace les lobules pulmonaires; rien ne permet le plus souvent, au point de vue clinique, d'affirmer que ceux-ci ont été envahis.

L'examen cadavérique donne seul des résultats certains. Or, dans l'immense majorité des autopsies de diphthérie, qui portent, comme on le conçoit aisément, sur des formes graves ou toxiques, on rencontre, outre la bronchite, un plus ou moins grand nombre de nodules de broncho-pneumonie, et cela même quand la complication pulmonaire n'a paru entrer pour rien dans la terminaison fatale.

Dans une statistique récemment publiée, Friedländer (1), sur 94 autopsies de diphthérie, a trouvé 80 fois dans les voies respiratoires des lésions suffisantes pour expliquer la mort. Il ne distingue pas, il est vrai, les cas où l'obstruction siégeait seulement dans le larynx, la trachée et les bronches, d'avec ceux où il s'agissait en même temps d'une oblitération très étendue des alvéoles pulmonaires par des hépatisations lobulaires multiples. Mais on sait combien sont rares les cas du premier genre, comparés à ceux du second.

Friedländer conclut de sa statistique que la proportion des cas de diphthérie infectieuse ou toxique est bien moindre qu'on ne le croit communément.

Pour nous, nous ferons seulement remarquer qu'en présence de cette fréquence des lésions pulmonaires, on serait tenté de les considérer, non plus comme une complication, mais comme une des manifestations

(1) Friedländer. De la cause de la mort dans la diphthérie. Berl. klin. Wochensch., 27 févr. 1882.

habituelles de la maladie. Il y a là une question qui n'a pas encore été résolue : les lésions pulmonaires qui surviennent pendant la diphthérie sont-elles toujours et fatalement diphthériques? C'est un point de doctrine sur lequel nous aurons à revenir, et, sans vouloir pour le moment rien préjuger à ce sujet, disons simplement que nous emploierons indifféremment les expressions de complication ou de localisation pulmonaire de la diphthérie, et même de broncho-pneumonie diphthérique.

En faisant le relevé des 181 cas de diphthérie que nous avons eu l'occasion d'observer personnellement en l'an 1883, dans le service de notre excellent maître, M. Cadet de Gassicourt, voici le tableau auquel nous arrivons :

181 malades....	43 angines.	
	138 croups (avec ou sans angine).	
43 angines pures	Morts de broncho-pneumonie....	4
	Guéris avec ou sans broncho-pneumonie................	24
	Morts d'autre cause............	15
138 croups......	Morts de broncho-pneumonie....	57
	Guéris avec ou sans broncho-pneumonie................	66
	Morts d'autre cause............	15

Il en résulte que sur 61 broncho-pneumonies diphthériques constatées à l'autopsie,

4 fois, il y avait eu angine.
57 fois, — croup avec ou sans angine.

Mais, nous le répétons ici, nous ne pouvons être affirmatif que pour les cas où la mort est survenue; nous avons, en effet, pratiqué l'autopsie toutes les fois que cela nous a été possible, et en particulier quand l'existence d'une broncho-pneumonie était restée cliniquement l'objet d'un doute.

M. Sanné (1), de son côté, donne les chiffres suivants :

Sur 121 broncho-pneumonies trouvées à l'autopsie chez des sujets atteints de dipthérie, 119 coïncidaient avec la laryngite pseudo-membraneuse, 1 avec la diphthérie du pharynx seul, 1 avec un coryza couenneux.

M. Talamon a exposé, en 1879, devant la Société anatomique (2), le résultat de 108 autopsies de diphthérie pratiquées par lui à l'hôpital Trousseau. Sur 108 cas, la broncho-pneumonie fut notée 69 fois comme lésion prédominante. Ces 69 cas se répartissent ainsi :

12 fois, avec angine.
47 fois, avec angine et croup (dont 6 croups non opérés).
1 fois, avec croup d'emblée.

27 fois, le poumon fut trouvé sain :

11 fois, avec angine et croup.
15 fois, avec angine.
1 fois, avec croup d'emblée.

Si donc, la fréquence absolue de la broncho-pneumonie diphthérique est impossible à évaluer numériquement, à cause des cas guéris, on voit qu'elle est grande et que la localisation laryngée des fausses membranes prédispose beaucoup plus que l'angine pure à l'envahissement du poumon.

(1) A. Sanné. Traité de la diphthérie. Paris, 1877, p. 80.
(2) Talamon. Bull. Soc. anat., 1879, p. 180.

CHAPITRE II.

CAUSES.

La grande cause de la broncho-pneumonie qui survient dans le cours de la diphthérie est l'intoxication diphthérique; d'après plusieurs auteurs (Peter (1), Sanné (2), ce serait la seule cause efficiente. Pour d'autres les causes banales joueraient un rôle plus ou moins grand dans son apparition (Archambault). Nous aurons à revenir sur ce sujet lorsque nous traiterons de la pathogénie de la broncho-pneumonie diphthérique. Pour le moment, bornons-nous à énumérer les conditions dans lesquelles elle apparaît.

On peut rencontrer la broncho-pneumonie dans toutes les différentes *localisations de la diphthérie*. Nous avons vu qu'elle n'est pas exceptionnelle dans les cas d'angine et que M. Sanné a rapporté un cas de broncho-pneumonie consécutif à un coryza diphthérique localisé.

C'est cependant dans le *croup* que cette complication se montre à son plus haut degré de fréquence; non pas tant dans le croup d'emblée, qui appartient généralement à une forme bénigne de la diphthérie; mais bien

(1) Peter. Des lésions bronchiques et pulmonaires dans le croup. Gaz. hebd., 1861.

(2) Sanné. Loc. cit. et Dict. encycl. des sc. méd. Art. Diphthérie.

dans le croup accompagné d'angine et non encore opéré. Elle devient après la trachéotomie d'autant plus fréquente et d'autant plus grave, que le malade se trouve dans des conditions plus défavorables. Celles-ci tiennent à l'âge et à la constitution de l'enfant, aux coïncidences morbides et à la malignité de la maladie elle-même, etc.

Age. — Chez les tout jeunes enfants la broncho-pneumonie est bien plus à craindre que chez ceux qui ont dépassé 4 ans. Aussi est-ce de 4 à 8 ans que l'on obtient le maximum des guérisons de trachéotomie.

Chez l'adulte, les complications thoraciques sont fréquentes; elles sont précoces, apparaissent en dehors de l'influence de la trachéotomie (qu'on n'a d'ailleurs presque jamais lieu de pratiquer) et sont de la plus haute gravité. Mais il s'agit plutôt de bronchite pseudo-membraneuse que de pneumonie lobulaire.

Constitution. — Les enfants faibles sont plus exposés que les autres; c'est là sans doute ce qui explique en partie les mauvais résultats que fournissent dans les statistiques les enfants en bas âge.

Selon Trousseau, les filles guériraient moins souvent que les garçons; il nous semble qu'il serait plus exact de dire avec M. Sanné que tous les sexes sont égaux devant la diphthérie.

La mortalité plus forte des opérés en Angleterre tiendrait à la fréquence plus grande dans ce pays du rachitisme qui rend si graves les moindres accidents pulmonaires (W. Jenner, cité par West).

Les *saisons* humides et froides sont les plus meurtrières.

Nous ne pouvons rien dire de l'influence des *climats :* si l'on obtient de si belles statistiques dans certaines localités (Genève, par exemple), il faut l'attribuer bien plus au génie épidémique spécial qu'à la température.

Les *médications* plus ou moins débilitantes subies par l'enfant peuvent aussi le placer dans des conditions peu favorables.

Coïncidences morbides. — La diphthérie peut survenir dans le cours ou à la suite d'un assez grand nombre de maladies ; elle est dite alors secondaire. Dans ce cas, elle a une tendance à se montrer infectieuse. Tous les auteurs ont remarqué, en outre, que la diphthérie secondaire adoptait volontiers les localisations habituelles des maladies spécifiques sur lesquelles elle s'est greffée. Il importe donc de distinguer entre celles-ci.

Le croup avec coqueluche est bien plus rarement suivi de broncho-pneumonie qu'on ne l'eût supposé a priori. Peut-être les quintes de toux ont-elles pour effet de débarrasser le larynx et la trachée des fausses membranes et les bronches des mucosités qui les obstruent. Les lésions pulmonaires viennent-elles à se déclarer, tout espoir de guérison ne sera pas encore perdu. Il faut faire exception cependant pour les coqueluches excessives, les hypercoqueluches de M. Roger, lesquelles sont par elles seules déjà accompagnées toujours de broncho-pneumonie. Le croup survenant dans ces conditions ne fera que hâter la terminaison fatale.

On voit bien moins de diphthéries consécutives à la scarlatine qu'à la rougeole, et cela, comme on l'a dit, parce que la scarlatine est elle-même plus rare. Ici, l'on a presque toujours affaire à des formes infectieuses qui tuent par intoxication. Le croup scarlatineux est exceptionnel et l'on n'observe guère de complications thoraciques.

Il n'en est pas de même du croup morbilleux, qui, dans la génèse de la broncho-pneumonie, tient une place considérable. Avant que l'usage de la trachéotomie se fût généralisé comme il l'est maintenant, la rougeole était une contre-indication à l'opération. Actuellement on a publié plusieurs cas de guérison (Millard, Archambault, Sanné) et il ne se passe pas d'année où l'on ne sauve à l'hôpital Trousseau deux ou trois croups après rougeole. Mais il faut être très réservé dans l'intervention : les croups morbilleux qui peuvent se passer d'opération guérissent quelquefois, même après avoir eu des complications pulmonaires; les opérés meurent dans l'immense majorité des cas, et ils meurent de broncho-pneumonie. On ne doit donc opérer les diphthériques entachés de rougeole qu'à la dernière extrémité, faisant en cela exception à la règle de Barthez.

Ceci nous amène à étudier *l'influence de la trachéotomie*, étude à laquelle se rattachent des considérations qui, pour subtiles qu'elles paraissent, ont certainement des conséquences pratiques de la plus haute importance.

Nous avons vu que certains auteurs font de la broncho-pneumonie une complication relevant exclusivement de la maladie générale (Peter, Sanné) ; l'opération n'y serait pour rien ou pour peu de chose. C'est cette dernière opinion que professe M. Cadet de Gassicourt(1).

Nous pensons qu'on ne saurait se faire une idée juste de son rôle qu'en distinguant différents cas. Elle peut exercer, surtout pratiquée assez tôt, une action favorable, prophylactique en quelque sorte, en facilitant l'évacuation des bronches obstruées par les mucosités ou les fausses membranes. Elle combat ainsi l'atélectasie qui est, pour bien des auteurs encore, un des processus qui engendrent la pneumonie lobulaire. (Ziemssen, Bartels, Köster.)

L'intoxication diphthérique nous semble en jeu, sans la présence nécessaire de causes adjuvantes, dans ces formes malignes, où le poumon est pris dès les premiers jours de la maladie. On en trouve la preuve dans les cas bien constatés de broncho-pneumonie accompagnant des fausses membranes limitées au pharynx où l'on n'avait pas opéré par conséquent.

La diphthérie peut être encore seule incriminée quand il y a coexistence de bronchite pseudo-membraneuse avec la broncho-pneumonie, ce qui arrive dans la moitié des cas, selon M. Sanné, 62 fois pour 100 selon M. Cadet de Gassicourt.

Mais nous avons vu un certain nombre de faits, où des complications pulmonaires mortelles ont apparu après l'opération, en dehors d'un état général grave et sans

(1) Cadet de Gassicourt. Traité clinique des maladies de l'enfance, 3e vol., p. 260 et suiv.

qu'on ait pu trouver de produits pseudo-membraneux dans les bronches. Il y a donc au moins encore un autre facteur dans le problème ; nous croyons que c'est ici qu'il faut tenir compte de la trachéotomie et surtout du séjour de la canule dans la trachée, qui expose plus les enfants aux accidents résultant des circonstances extérieures, le *froid*, par exemple.

Cette dernière cause n'est plus à discuter. Chacun sait que la minutie apportée, depuis Trousseau, dans les soins consécutifs à l'opération, a fait baisser de beaucoup la fréquence des complications pulmonaires. Nous voulons surtout parler de l'importance de la cravate, qui, tout en préservant les poumons de la pénétration des poussières (Balzer (1), a surtout pour but de réchauffer et d'humecter l'air inspiré, et nous croyons qu'encore maintenant plusieurs cas de broncho-pneumonie pourraient être évités par une vigilance assidue. Cette influence est démontrée aussi par la fréquence plus grande de ces complications dans les temps froids et humides (hiver et printemps), et il est probable que le froid et l'humidité agissent beaucoup plus par l'air qui passe dans la canule que par l'atmosphère ambiante.

Si la trachéotomie pratiquée pour des accidents autres que le croup expose, comme on le sait, à bien moins de dangers du côté des poumons, c'est que les diphthériques sont évidemment débilités et offrent moins de résistance aux agents extérieurs.

Tout ceci pour conclure : que la diphthérie, soit par sa

(1) Balzer. Bull. Soc. anat., janv. 1878.

gravité propre, soit par ses localisations, n'est pas la cause unique et constante de toute broncho-pneumonie, qui survient chez un diphthérique ; que, lorsqu'elle est en jeu, elle peut exercer son action pathogénique par des processus différents que nous aurons à analyser ; que d'un autre côté l'opération est moins innocente qu'on ne le dit trop souvent ; que, si l'on n'a pas à tenir compte de l'éventualité des complications pulmonaires au moment de l'opération, on doit grandement les redouter après ; qu'en conséquence, il faudra entourer l'enfant de tous les soins commandés par la propreté et l'hygiène, et enfin enlever la canule le plus tôt possible. Ce sont là les recommandations de Trousseau.

« Le précepte capital dans la trachéotomie est de retirer la canule le plus tôt possible. La guérison de l'enfant est d'autant plus rapide que la canule sera enlevée plus vite. »

CHAPITRE III

ÉPOQUE D'APPARITION.

Dans les quelques cas d'angines avec broncho-pneumonie que nous avons observés, nous avons pu constater un fait déjà connu d'ailleurs ; il s'agissait, on le conçoit, d'angines toxiques. Or on voit alors la complication pulmonaire se montrer de très bonne heure et être pour ainsi dire contemporaine des autres manifestations diphthériques : le poison frappe à la fois partout.

Dans le croup, la broncho-pneumonie peut survenir dès les tout premiers jours, avant la trachéotomie, suivre de près l'opération, ou n'apparaître que plus ou moins tardivement, en pleine période de convalescence.

M. Peter, dans le remarquable travail que nous avons déjà cité plus d'une fois, avait noté que la lésion pulmonaire pouvait être constatée anatomiquement dès le troisième jour. Voici le tableau qu'il donne :

Date de la diphthérie.	Nombre de cas de pneumonie.	
3ᵉ jour.	4 cas.	37 cas.
4ᵉ —	11 —	
5ᵉ —	12 —	
6ᵉ —	10 —	
7ᵉ —	3 —	
8ᵉ —	4 —	
9ᵉ —	4 —	

et ainsi de suite jusqu'au quarante-deuxième jour, où il a encore trouvé un cas.

M. Sanné a reconnu deux fois cette complication dès le premier jour, mais elle se montre surtout du deuxième au cinquième jour.

Les croups qui se compliquent de broncho-pneumonie *avant la trachéotomie*, appartiennent en général à des diphthéries graves, dont nous ferons la description plus bas.

Le plus souvent, les symptômes broncho-pulmonaires n'apparaissent qu'*après la trachéotomie*. L'enfant paraît soulagé immédiatement après l'introduction de la canule et ce soulagement persiste pendant un ou deux jours. Si l'on trouve pendant cette première période de gros râles ronflants ou quelques râles sibilants, ces signes d'une inflammation des grosses bronches sont considérés comme ayant peu d'importance.

Le plus souvent les signes stéthoscopiques de broncho-pneumonie manquent à ce moment et ne deviennent évidents qu'à partir du deuxième jour ; le maximum de fréquence de leur existence confirmée se voit entre cette époque et la fin de la première semaine.

Nous pouvons citer comme preuve à l'appui la statistique suivante que nous a communiquée notre excellent collègue et ami Renault, et qui donne en même temps des renseignements sur la durée variable de la complication suivant l'époque où elle s'est montrée : (les dates indiquent l'apparition clinique des premiers symptômes).

Epoque d'apparition.	Nombre des cas. —		Durée de la complication.	Terminaison. —
A l'entrée...	1 cas.		Quelques heures.	Mort.
1er jour après l'opération.	9 cas	7	1 jour.	—
		1	2 —	—
		1	10 —	—
2e jour.....	5 —	3	1 —	—
		1	2 —	—
		1	8 —	—
3e —	1 —		4 —	—
4e —	1 —		3 —	—
5e —	1 —		5 —	—
7e —	1 —		8 —	—
10e —	1 —		5 —	—
13e —	1 —		4 —	Guérison.
15e —	1 —		4 —	—
	22 cas.			

Ces résultats concordent à peu de chose près avec ceux que cite M. Sanné.

Sur 110 cas de broncho-pneumonie diphthérique, 44 ont été diagnostiqués le deuxième jour après l'opération. 10 seulement le premier. Et pourtant, à l'autopsie des enfants qui sont morts, il a trouvé 20 cas le premier jour, 13 seulement le deuxième. Il faut en conclure que la broncho-pneumonie primitive est très rapidement mortelle, ou bien qu'elle a été très souvent méconnue. Si on admet la priorité de la broncho-pneumonie, on devra supposer que des lésions peu avancées et peu étendues ne donnent aucun signe physique capable de faire poser le diagnostic pendant une certaine période. L'entrée plus libre de l'air, en déplissant les portions atélectasiées, permettrait un soulagement temporaire. Mais peu après l'inflammation pulmonaire reprendrait plus d'énergie, comme excitée par la circulation plus active que provoque la reprise de la fonction, et ces cas, comptés anatomiquement comme broncho-pneumonies précédant l'opération, ne seraient apparus cliniquement qu'après celle-ci.

C'est là une simple hypothèse. Quoi qu'il en soit, et comme nous le disions tout à l'heure, c'est presque toujours du deuxième au cinquième jour qu'on fait le diagnostic de la broncho-pneumonie.

L'opéré qui a échappé aux complications pulmonaires précoces n'est pas à l'abri de tout danger de ce côté. Il y est exposé tant qu'il garde sa canule, c'est à dire pendant plusieurs semaines ou plusieurs mois! Dans les cas de ce genre, la guérison est la règle (obs. I et II); nous citons pourtant (obs. III) une observation où la mort est survenue par broncho-pneumonie dans un de ce cas désignés par M. Cadet de Gassicourt sous le nom de diphthérie prolongée. Nous savons d'ailleurs que ce n'est pas tout à fait exceptionnel.

CHAPITRE IV

SYMPTOMES.

Au point de vue de la symptomatologie, la broncho-pneumonie diphthérique diffère peu des autres broncho-pneumonies secondaires; elle peut présenter toutes les formes cliniques, et il serait oiseux de s'attarder à les décrire.

Ce qu'il est intéressant de connaître, ce sont bien moins les signes de la période d'état de cette complication si fréquemment mortelle, que les indices qui, au début, peuvent permettre d'en découvrir l'éclosion et d'essayer encore de l'enrayer.

La broncho-pneumonie ne procède pas brusquement, en ce sens qu'elle n'apparaît pas d'emblée avec tous ses attributs : elle n'est annoncée d'abord que par des troubles fonctionnels et des symptômes généraux; il faut donc la prévoir et ne pas attendre les signes physiques pour poser son diagnostic et établir un traitement.

On peut se trouver en présence de deux cas : la broncho-pneumonie existe avant l'opération, ou bien elle ne survient qu'après.

Avant l'opération, la broncho-pneumonie se reconnaît souvent à première vue : l'enfant offre un teint plombé, terreux; les yeux sont hagards, le malade est anxieux et agité, ou parfois très abattu et somnolent. Le tirage est médiocre, et en tout cas hors de proportion avec la dyspnée ; l'on devine que si l'obstacle laryngé causait à lui seul une pareille gêne de l'hématose, les dépressions sus et sous-sternales seraient bien plus marquées à chaque inspiration. D'ailleurs la voix, le timbre de la toux, n'indiquent pas un tel encombrement du larynx ; les sons, quoique très affaiblis, ne prennent pas le timbre grave et étouffé que leur donnent les fausses membranes laryngées; il n'y a pas d'aphonie complète. Les accès de suffocation font défaut. La dyspnée est continue et se caractérise par une très grande fréquence des mouvements respiratoires (Barthez) qui s'accompagnent de battements des ailes du nez. Enfin, la peau de l'enfant est brûlante, et qui dit fièvre intense dans la diphthérie, dit complication.

Si l'on reste dans le doute en face de ce tableau et que l'on s'adresse aux signes physiques, on sera généralement déçu ou induit en erreur. Quelques râles plus ou moins fins ne signifient pas grand'chose ; le silence respiratoire que l'on constate dans des régions parfois étendues appartient aussi bien à la sténose laryngée qu'à l'atélectasie. Même en présence d'une matité bien nette, on ne pourrait pas se prononcer ; elle disparaît souvent après l'opération. Comme nous l'avons dit, ce sont les signes rationnels qui affirment ici le diagnostic.

On opère néanmoins, et l'on doit opérer pour peu que l'on pense que l'obstruction des voies supérieures contribue pour une certaine part à produire l'asphyxie; les suites immédiates de la trachéotomie montreront bien vite qu'on s'inquiétait à juste titre. Ce sont ces enfants-là qui saignent beaucoup, et dont l'hémorrhagie ne s'arrête pas immédiatement par l'introduction de la canule. S'ils rendent des fausses membranes, celles-ci sont tubulées, ramifiées, épaisses; l'absence de fausses membranes n'est pas plus favorable : au milieu du sang noir qui s'écoule de la plaie, se voient des traînées jaunâtres; ce ne sont pas des fausses membranes, mais des stries purulentes.

L'enfant n'est pas soulagé; l'asphyxie persiste, le tirage ne subit aucune modification. Inquiets et agités, refusant de dormir, en proie à un toussillement incessant les petits opérés meurent fatalement au bout de quelques heures, une demi-journée au plus.

Dans d'autres circonstances où le pronostic est non moins grave, la broncho-pneumonie existe, mais ici sous une forme encore plus latente. Nous voulons parler des diphthéries toxiques, à fausses membranes grises siégeant sur des surfaces saignantes, à engorgement ganglionnaire énorme, accompagné de jetage, d'odeur gangreneuse de l'haleine, d'albuminurie abondante. Ici la cyanose et l'anxiété respiratoire n'indiquent plus rien, car elles appartiennent aussi bien à la maladie principale, à l'altération profonde du sang. Vu l'extrême fréquence de la complication pulmonaire et son peu d'importance en face de la gravité de l'état général, sa constatation n'a pas d'intérêt au point de vue du malade.

Dans un second ordre de cas, la broncho-pneumonie survient *après la trachéotomie.*

Montrons les différentes modifications qui suivent l'opération, et les troubles que la complication broncho-pulmonaire apporte à l'évolution habituelle; nous poserons ainsi, chemin faisant, le diagnostic de la complication : c'est d'ailleurs l'ordre clinique.

Après l'opération, l'enfant s'endort; l'inquiétude, l'agitation ne sont pas de bon augure. Pendant le sommeil, on peut étudier parfaitement l'état de l'opéré, et à ce moment, l'exploration sera même préférable, car à l'état de veille, l'enfant ému par la vue de l'opérateur et le souvenir de ce qui vient de se passer, peut se troubler au point que tous les symptômes se modifient et fassent croire à un état beaucoup plus grave qu'il n'est en réalité.

La *respiration* doit diminuer de fréquence pour revenir à son chiffre normal ; on ne doit pas en compter par minute plus de 40 (Archambault), ou 50 (Millard) ; elle doit être calme, silencieuse, régulière, interrompue seulement de temps en temps par une toux grasse, qui amène le rejet d'un crachat jaunâtre, épais, analogue à ceux de la période de coction de la bronchite.

En présence d'une respiration bruyante et fréquente, il y a lieu de redouter des complications broncho-pulmonaires. C'est un des meilleurs signes (Millard.)

Au début, la respiration devient simplement gênée, un peu haute; puis le nombre des respirations s'accroît et atteint 50,60 et plus; les pommettes se colorent, les ailes du nez se dilatent à chaque inspiration. Dans la plupart des cas l'expectoration se supprime complètement; la canule se sèche, l'air en y passant prend un timbre métallique, puis râpeux, serratique (Trousseau le comparait en effet au bruit que fait la scie entamant la pierre). Ce signe est extrêmement grave.

Notre collègue Ledoux-Lebard (1) a observé dans la broncho-pneumonie diphthérique « un mode de respiration, avec arrêt de la poitrine à l'état de dilatation, en sorte que le bruit inspiratoire est suivi d'un silence assez prolongé précédant le bruit expiratoire qui se fait brusquement et avec intensité. »

L'*expectoration* doit être muqueuse et catarrhale; dans ce cas, les enfants guérissent. « Si elle est nulle, ou semblable à de petits morceaux de gomme arabique desséchés, ils meurent. » (Trousseau). La canule, d'abord sèche dans la broncho-pneumonie, donne plus tard issue à du pus mal lié, sanieux, écumeux, qui, mis dans le crachoir avec de l'eau, disparaît sans laisser de traces, Cette expectoration donne à la compresse une teinte gris-verdâtre; elle peut être très abondante; elle produit dans la canule un gargouillement, un clapotement continu,

(1) Ledoux-Lebard. De la respiration dans le croup. Th. Paris, 1881.

qui, s'il persiste longtemps, est le plus souvent un signe fatal.

La *toux* varie suivant toutes ces circonstances ; on en conçoit aisément les modifications.

La *plaie* qui doit être rosée, ferme, bourgeonnante, s'affaisse et devient béante. L'expectoration sanieuse puriforme peut, par formation de produits sulfhydriques, colorer la *canule* en noir, comme cela a lieu dans les ulcérations de la trachée.

Température. — L'opération cause une fièvre traumatique ordinairement legère (39° à 39°,5) qui, au bout de deux jours tombe rapidement. L'apyrexie est alors de bon augure.

Souvent la température se maintient ver 38° sans qu'il existe de complication grave, jusqu'à l'enlèvement définitif de la canule.

Si, après deux ou trois jours la fièvre augmente, atteint et dépasse 40°, il faut redouter la broncho-pneumonie.

Il est presque constant d'observer un léger mouvement de fièvre le jour qui suit l'ablation définitive de la canule.

On peut observer aussi une augmentation de température à propos d'une émotion, d'une indigestion, etc. Cette élévation, si elle est éphémère, n'a pas de gravité.

Quelques auteurs ont prétendu que la fièvre précédait l'apparition de la paralysie diphthérique. M. Cadet de Gassicourt, à l'opinion duquel nous nous rallions complètement, ne l'a jamais notée dans ses observations.

Certains enfants peuvent présenter pendant plusieurs

jours (dix jours dans un cas) des oscillations considérables de température (de 37° matin, à 40° soir), sans qu'il soit possible de rattacher ce trouble à une localisation inflammatoire pulmonaire.

Le *pouls* suit les mêmes variations que la température ; il devient d'une fréquence extrême (140, 160, 180 pulsations) dans la broncho-pneumonie. Chez un petit garçon de deux ans qui succombait à une broncho-pneumonie consécutive à un croup, M. Roger a compté à deux reprises, le jour de la mort, quarante-huit heures après la trachéotomie, jusqu'à 240 pulsations par minute, en même temps que le chiffre des respirations montait à 80, et le thermomètre à 40°,6. Cependant, « il est difficile de s'en rapporter au pouls, trop variable en pareille circonstance. » (Archambault.)

Etat général. — « Un enfant dont le teint reste naturel, ou légèrement coloré en rouge, qui mange bien et volontiers, et qui s'amuse, est presque toujours un enfant sauvé. » (Picot et D'Espine) (1).

Si le teint, d'abord rouge, devient plombé, marbré, si l'enfant a du dégoût des aliments; s'il est anxieux, sans repos, qu'il ne veuille pas rester dans son lit, qu'il se lève, et tende les bras vers les personnes qui l'entourent, on peut dire presque à coup sûr, qu'une complication, et le plus souvent la broncho-pneumonie l'emportera.

Tels sont les principaux symptômes qui doivent

(1) Picot et d'Espine. Manuel des maladies de l'enfance.

faire songer à la broncho-pneumonie. Disons maintenant quelques mots des *signes physiques*, qui sont ceux de toute broncho-pneumonie.

L'auscultation ne fait d'abord entendre que de gros râles, et quelques modifications du murmure respiratoire : la respiration, affaiblie par places, devient rude dans d'autres. Au début, il arrive que le souffle dû à la canule ne permette pas de saisir les altérations du murmure respiratoire. L'habitude fait facilement éviter cette cause d'erreur.

Puis, apparaissent des foyers de râles, de souffle, entourés ou non des bruits les plus variables. La percussion pratiquée avec soin décèle quelquefois le siège des noyaux broncho-pneumoniques un peu étendus.

Le plus souvent ces nids de râles de toutes sortes sont d'une fugacité extrême : les bruits changent de siège, de nature, d'étendue, d'intensité, de timbre, et cette variabilité même ne fait que rendre plus certain le diagnostic de la complication. Le développement de congestions diffuses et passagères au voisinage des lobules hépatisés entre pour une grande part dans la variabilité des signes, ainsi que l'a fort bien indiqué notre maître, M. Cadet de Gassicourt.

Broncho-pneumonie tardive. — Quand la broncho-pneumonie apparaît plus tard, son début est généralement plus net. La température, qui était normale ou très peu élevée, remonte subitement, et la plaie se rouvre. Ces deux signes doivent mettre sur la voie (obs. I et II). On note en outre toute la symptomatologie classique.

Marche. — La broncho-pneumonie précoce tue ordinairement en vingt-quatre heures ou quelques jours au plus; si elle se montre plus tardivement après l'opération, elle est en général moins rapide; pendant six à huit jours, elle présente des alternatives d'amélioration et de rechute; quelquefois elle guérit; dans d'autres cas, après une ou deux défervescences passagères, la fièvre s'allume de nouveau, et la terminaison fatale arrive rapidement. L'enfant anhélant, cyanosé, tantôt agité, tantôt prostré, le corps couvert de sueurs, succombe à la plus pénible des asphyxies. Il semble que jusqu'au dernier moment il cherche à ressaisir la vie qui lui échappe.

Diagnostic. — Le début de toute complication est annoncé à peu près par les mêmes symptômes, mais les troubles précoces de la respiration feront reconnaître très facilement la broncho-pneumonie.

On pourrait peut-être chercher à distinguer la broncho pneumonie de la bronchite pseudo-membraneuse diphthérique. Mais celle-ci s'accompagne presque toujours d'inflammation lobulaire, et, dans l'espèce, ce diagnostic des plus difficiles n'a pas grande importance. On pourrait tout au plus l'appuyer, et encore avec grande chance d'erreur sur l'existence d'une zone de matité ou de signes d'auscultation groupés en foyer.

Pronostic. — Le pronostic est toujours très grave; quand la broncho-pneumonie est *cliniquement* confirmée, neuf fois sur dix la mort survient.

Il présente cependant certains degrés :

La broncho-pneumonie est d'autant plus rapide et d'autant plus dangereuse qu'elle apparaît plus tôt.

Sa gravité est en raison directe de son étendue et de sa confluence.

Elle est plus grave chez les jeunes enfants. Elle tue toujours les croups morbilleux, chez lesquels d'ailleurs son existence est de règle.

La guérison peut être obtenue chez des enfants au-dessus de trois ans, auparavant bien portants, lorsque la complication survient plusieurs jours après l'opération, et que la broncho-pneumonie ne se manifeste que par quelques foyers de râles sous-crépitants.

Enfin, on devra tenir compte des autres circonstances (gravité de la diphthérie, albuminurie, paralysie, etc.).

CHAPITRE V

TRAITEMENT

Avant d'indiquer le traitement de la broncho-pneumonie diphthérique, nous en étudierons d'abord la prophylaxie, qui est bien autrement efficace que la thérapeutique proprement dite. Celle-ci nous arrêtera peu, car les moyens employés ne diffèrent pas de ceux dont on se sert pour combattre les autres broncho-pneumonies.

Prophylaxie. — C'est grâce à l'usage des moyens prophylactiques que Trousseau doit d'avoir obtenu les résultats qui ont contribué à vulgariser la trachéotomie.

On trouvera peut-être bien minutieux le détail des précautions à prendre, mais ici la moindre négligence peut devenir fatale.

Après l'opération, il faut réconforter l'enfant (on lui fait boire par exemple un verre de vin de Bagnols, qu'il refuse bien rarement). On dispose ensuite autour de son cou une cravate ou un fichu de mousseline passant au devant de l'orifice de la canule. C'est là une mesure indispensable (Trousseau).

La cravate a pour but d'humecter et d'échauffer l'air qui arrive dans la trachée, et de prévenir l'introduction de corps étrangers. Les complications pulmonaires sont fréquentes, quand on n'en surveille pas l'application; la preuve n'en est plus à donner.

Il est très important d'éviter à l'enfant toute cause de refroidissement. La chambre du malade sera grande et bien aérée; on y maintiendra une température constante de 16° à 18°. L'atmosphère sera rendue humide par une bouilloire établie en permanence auprès du lit de l'enfant. A l'hôpital Trousseau, on fait chaque jour, pendant plusieurs heures, des pulvérisations phéniquées, qui, jusqu'ici, n'ont donné que de bons résultats.

Si l'expectoration est difficile, on peut amener le détachement des crachats en laissant tomber dans la trachée une goutte d'eau, qui détermine des efforts de toux. Le changement de la canule qui doit se faire deux fois par jour agit de la même façon. Il est inutile de répéter ici qu'on doit la retirer le plus tôt possible.

On devra enfin ne laisser sortir l'enfant convalescent que lorsque la température extérieure le permettra ; encore devra-t-on user de précautions.

Traitement. — Lorsque la complication se déclare, il faut la traiter immédiatement, car les progrès du mal sont tels qu'une temporisation de quelques heures peut enlever toute chance de guérison. La thérapeutique peut enrayer les broncho-pneumonies tardives ; elle échoue presque toujours dans les broncho-pneumonies précoces et étendues.

Les vomitifs seront employés au début; on usera de l'ipéca, qui présente sur l'émétique l'avantage de ne pas déprimer les forces. On recherche surtout dans ce cas l'action mécanique du vomissement.

On ne devra du reste pas trop insister si l'emploi de ce moyen n'amène pas rapidement une amélioration.

Les toniques et les révulsifs feront la base du traitement à la période d'état. L'alcool sera donné sous la forme de vin (Porto, Malaga, Bagnols), ou de liqueur (rhum, eau-de-vie vieille); on prescrira de 15 à 60 grammes d'alcool par jour suivant l'âge de l'enfant. On pourra ajouter à la potion un expectorant (kermès, oxyde blanc d'antimoine) ou de la teinture de digitale (comme antipyrétique).

Comme révulsifs, on usera surtout des ventouses sèches, appliquées souvent et en grand nombre (au moins une fois par jour, et au nombre de 15, 20, 30).

Trousseau et beaucoup de médecins d'enfants proscrivent absolument le vésicatoire, auquel ils reprochent de créer une surface capable de se recouvrir de fausses membranes. Cette complication est rare; mais il n'en est pas de même des ulcérations que peuvent produire chez les enfants des vésicatoires appliqués sans mesure, qui, dans certains cas, ont même compromis la vie.

On doit donc user du vésicatoire le plus rarement possible; on ne l'emploie pas chez les enfants au-dessous de 2 ans, et il sera réservé aux cas dans lesquels le traitement précédent n'aura rien donné, en apportant la plus grande minutie dans son application et dans son pansement.

L'éther (en potion ou mieux en injections hypodermiques) peut rendre de très grands services dans les broncho-pneumonies simples compliquant la dipthérie; il échoue presque toujours dans les broncho-pneumonies infectieuses.

Le régime se composera de lait, de bouillon, de vin, qui seront donnés souvent et en petite quantité, pour calmer la soif dont souffre presque toujours le malade.

DEUXIÈME PARTIE

Etude anatomique de la broncho-pneumonie dans la diphthérie

CHAPITRE PREMIER.

ANATOMIE PATHOLOGIQUE.

Notre intention n'est pas de faire ici la description complète des lésions de la broncho-pneumonie en général. Les anciens auteurs nous avaient déjà édifiés sur leur aspect macroscopique ; les recherches magistrales de MM. Cornil, Damaschino, Charcot et Balzer, nous les ont mieux fait connaître dans leur essence, et dans leur topographie par rapport aux éléments normaux de l'organe. Cette description se trouve aujourd'hui dans tous les traités classiques (1).

Nous voulons autant que possible rester dans notre domaine spécial et n'étudier que les lésions pulmonaires qui surviennent dans le cours de la diphthérie.

(1) Voir surtout : Cornil et Ranvier, Manuel d'histologie pathologique, 2e éd., T. II.

Deux éléments principaux s'associent pour constituer anatomiquement la broncho-pneumonie : ce sont la bronchite et l'inflammation du tissu pulmonaire ; d'autres lésions dites accessoires viennent compléter le tableau : l'atélectasie, l'emphysème, des hémorrhagies, etc. Rien n'est plus variable que la distribution et l'importance relative de ces divers facteurs.

L'une de ces altérations morbides principales, la bronchite, présente souvent dans la diphthérie des caractères spéciaux que nous ferons dès l'abord ressortir.

L'inflammation pulmonaire, ou pneumonie lobulaire, peut ne pas revêtir de forme particulière dans la maladie qui nous occupe. Il nous semble donc indispensable de donner une description très concise d'un lobule typique de broncho-pneumonie, ne fût-ce que pour indiquer quel est le sens exact que nous attribuons à un certain nombre de termes dont l'acception varie un peu selon les auteurs.

Mais la broncho-pneumonie diphthérique offre parfois des traits caractéristiques résultant particulièrement de la prédominance de l'une des lésions élémentaires : celles-ci devront donc ensuite être considérées à part.

On trouve enfin très fréquemment dans les poumons des diphthériques de nombreux microorganismes auxquels on est tenté de faire jouer un rôle dans la production de la complication.

Leur étude nous amènera tout naturellement à dire

quelques mots de la nature et de la pathogénie de la broncho-pneumonie diphthérique.

Bronchite. — Dans la diphthérie grave et dans la diphthérie toxique, dans celle qui tue en un mot, on peut dire que les bronches sont toujours enflammées; mais ce qui varie, c'est le degré et la forme de cette inflammation.

Il n'est pas rare en premier lieu de rencontrer dans les autopsies la bronchite simple. Lorsqu'elle n'occupe que les canaux de gros calibre, elle peut exister seule, généralement elle s'étend jusqu'aux plus fines ramifications, et s'accompagne de lésions lobulaires. On la trouve surtout fréquemment dans les croups, opérés ou non, mais nous l'avons observée dans des cas où la diphthérie s'était localisée exclusivement au pharynx. Cette forme d'inflammation simple est de règle dans les broncho-pneumonies qui suivent de loin la trachéotomie, ce qui se conçoit aisément, puisque le processus pseudo-membraneux a cessé généralement d'exister à ce moment.

Caractérisée au début par la rougeur de la muqueuse qui se recouvre d'un enduit purement catarrhal composé de cellules épithéliales et de mucus, elle donne lieu plus tard à un exsudat muco-purulent dont les leucocytes forment la plus grande part, et qu'on voit sourdre des canaux aériens sur une coupe du poumon. Cette lésion est facilement reconnaissable à la simple inspection sur les bronches de gros et moyen calibre, mais plus difficile à apprécier sur les bronchioles. S'il y a broncho-pneumonie l'inflammation des plus fines ramifications est par cela même certaine, et on peut la constater en pratiquant l'examen histologique du lobule. Les lésions que montre ainsi le microscope varient depuis la simple desquamation épithéliale avec congestion des vaisseaux bronchiques, jusqu'à l'ifiltration totale de la paroi de la bronche par des cellules embryonnaires.

La membrane propre disparaît alors, ainsi que les éléments musculaires qui ont été dissociés ; les espaces lymphatiques péribronchiques sont également gorgés de leucocytes et le voisinage d'un rameau de l'artère pulmonaire permet seul de reconnaître qu'il s'agit bien d'une bronchiole. Parfois, quand l'inflammation est moins intense, on observe une prolifération de l'épithélium qui apparaît composé de trois ou quatre couches de cellules, comme on le voit souvent dans les broncho-pneumonies expérimentales (1).

Tous ces degrés se sont présentés à nous dans les cas que nous avons examinés histologiquement.

Dans la diphthérie, l'inflammation des bronches ne revêt donc pas nécessairement la forme pseudo-membraneuse. On trouve surtout des fausses membranes bronchiques dans les diphthéries graves à marche très rapide, où l'exsudat fibrineux apparaît à la fois sur le pharynx, le larynx, les fosses nasales, etc. ; ainsi que dans les diphthéries à marche lente progressivement envahissante, les cas dits de croup descendant.

Cependant, les grosses et les petites bronches ne

(1) Warganin, Arch. Virchow, 1884, 96, III, p. 336

sont pas frappées avec une égale fréquence. Les premières ramifications offrent très souvent par-dessus leur épithélium qui est gonflé et desquamé, mais peut n'avoir pas entièrement disparu, un revêtement pseudo-membraneux continu. Il est d'épaisseur variable, se détache parfois pendant la vie et donne lieu à l'expulsion de ces fausses membranes tubulées et ramifiées que chacun connaît.

Sur les bronchioles, les fausses membranes sont plus rares. On a dit qu'elles étaient plus fines, plus difficiles à voir et à détacher même sous un filet d'eau. M. Cornil a fait remarquer, en outre, que la mince couche de fibrine pouvait avoir subi un ramollissement cadavérique. C'est pour échapper à cette cause d'erreur que nous avons eu la précaution, dans certaines de nos autopsies, d'injecter, deux heures après la mort, de l'alcool dans les bronches et dans les cavités pleurales du sujet. Et cependant maintes fois nous avons vu la bronchite pseudo-membraneuse s'arrêter aux divisions de premier ou de deuxième ordre, tandis qu'au delà on ne trouvait que de la bronchite simple. Dans un certain nombre de cas pourtant nous avons trouvé dans les bronches intralobulaires et dans les bronchioles acineuses, de véritables fausses membranes diphthériques, sous forme de cylindres pleins, au-dessous desquels on voit assez souvent l'épithélium à cils vibratiles qui est conservé et encore bien reconnaissable. Quant aux parois, leurs altérations n'ont rien de spécial.

Pneumonie lobulaire. — Des bronches capillaires l'inflammation passe aux alvéoles voisins.

La bronche intralobulaire et ses ramifications, les bronchioles acineuses, deviennent alors le centre de petits foyers inflammatoires que M. le professeur Charcot a baptisés du nom de nodules péribronchiques. On les voit fort bien à l'œil nu, sur la coupe d'un poumon durci par l'alcool par exemple, sous forme de taches opaques qui tranchent sur le tissu spongieux des parties saines. Au microscope on distingue à côté de la bronchiole, altérée comme nous venons de le dire, le rameau de l'artère pulmonaire qui l'accompagne et qui est généralement dans un état d'intégrité remarquable; ce n'est que dans l'inflammation très intense qu'on trouve seulement sa tunique externe épaissie et infiltrée d'éléments embryonnaires.

Autour de ces deux canaux sont rangés les alvéoles où l'on constate les lésions d'une inflammation d'autant plus intense qu'on se rapproche plus du centre. On peut donc décrire dans le nodule péribronchique plusieurs zones de largeur variable.

Supposons une broncho-pneumonie modérément avancée : dans une première rangée d'alvéoles, les cellules embryonnaires et les leucocytes émigrés des vaisseaux bronchiques remplissent toute la cavité. C'est ce qu'on peut appeler la zone embryonnaire ou de suppuration. Plus loin les alvéoles contiennent moins de leucocytes, mais un plus grand nombre de cellules épithéliales, quelques globules rouges du sang et des filaments de fibrine unissant le tout en une masse. Les cellules épithéliales se distinguent facilement des leucocytes par leur volume plus grand, par leur protoplasma très abondant, qui contient un noyau rond et souvent quelques granulations pigmentaires. Ce sont incontestablement les cellules du revêtement alvéolaire, détachées de la paroi et en voie de prolifération. Telle est la zone dite de pneumonie catarrhale. A partir de cette zone jusqu'aux travées conjonctives interlobulaires ou interacineuses, les alvéoles présentent les lésions de la splénisation ; peu de leucocytes, mais des cellules épithéliales qui, de plates qu'elles étaient, deviennent tuméfiées, globuleuse, et commencent à se détacher pour tomber dans la cavité de l'alvéole. Un autre élément de la splénisation, c'est la congestion des capillaires qui peut aller jusqu'à leur donner parfois l'aspect de boudins variqueux, gonflés de globules rouges. Cette congestion existe du reste dans toutes les zones du lobule enflammé.

Les lésions des travées interalvéolaires consistent, en outre, en une infiltration de cellules embryonnaires qui, dans la zone de suppuration surtout, en amène l'épaississement. Les faisceaux conjonctifs disparaissent, mais les fibres élastiques résistent longtemps même quand tout le centre du lobule paraît transformé en abcès. M. Balzer l'avait remarqué, et nous avons plusieurs fois vérifié le fait. Les travées interacineuses et interlobulaires, qui sont nettement dessinées quand on observe le poumon des enfants, montrent des veines pulmonaires remplies de sang, et surtout le plus habituellement une lymphangite des plus caractérisées. Les espaces lymphatiques sont considérablement dilatés, contiennent des leucocytes emprisonnés dans un réseau fibrineux, et dans certains cas du sang.

Lésions accessoires. — Toute la broncho-pneumonie n'est pas dans ces lésions capitales qui occupent le lobule pulmonaire et la bronche qui s'y ramifie.

On trouve dans les lobules voisins des altérations concomitantes, auxquelles on a parfois attribué une valeur exagérée.

La *splénisation*, que nous venons de signaler comme une des lésions qui font partie intégrante du lobule de broncho-pneumonie, existe souvent seule dans les lobules avoisinants. Elle occupe parfois tout un lobe dans lequel on ne trouve aucune portion franchement hépatisée. Il ne nous semble pas douteux qu'elle puisse évoluer dans deux sens différents : une inflammation plus intense conduit à la pneumonie, ou bien l'hyperhémie diminue, les cellules épithéliales reprennent leur place sur les cloisons alvéolaires et la guérison survient.

On en pourrait dire autant de la simple *congestion* qui est parfois très étendue.

L'*atélectasie*, ou *état fœtal* de Legendre et Bailly, a été considérée par une série d'excellents auteurs comme constituant une des étapes de l'inflammation lobulaire. Actuellement sa valeur est très contestée. Caractérisée par l'affaissement du tissu pulmonaire qui est privé d'air par l'obstruction d'une bronche, elle dépend directement de la bronchite. Les vaisseaux sont très congestionnés parce que la pression sanguine ne trouve plus son contre-poids naturel. Ce sont là évidemment des conditions favorables à l'extension de l'inflammation qui siège dans les bronches. Mais on tend cependant à ne voir dans l'atélectasie qu'une lésion d'ordre purement mécanique, quelle que soit d'ailleurs l'opinion qu'on accepte sur sa pathogénie : la théorie du bouchon muqueux faisant soupape, de Gairdner; ou la théorie de Virchow qui admet la résorption de l'air derrière un bouchon immobile.

L'*emphysème* n'est aussi pour bien des auteurs qu'une lésion mécanique, résultant de l'action des muscles inspirateurs dans la dyspnée. Une portion du poumon ne pouvant obéir à cet appel, une autre se dilate et les alvéoles se distendent et se rompent. Il est plus que probable que cette lésion ne peut se produire qu'à la faveur d'une altération antérieure des cloisons.

La *pleurésie*, ou plutôt une pleurite locale, est de règle sur les lobules enflammés contigus à la séreuse. Nous n'avons trouvé d'épanchement que dans trois cas dont nous citons l'observation; deux fois il était purulent. Nous y reviendrons.

Enfin, constamment on trouve une *adénite trachéo-bronchique* caractérisée par une tuméfaction des ganglions, lesquels roses, friables, présentent parfois des points hémorrhagiques et presque jamais de suppuration; leurs lésions histologiques ont été décrites par Klebs. Cette adénite est en rapport avec la lymphangite dont nous avons dit un mot.

Quant à l'évolution du processus pneumonique luimême, on a vu que les lésions les plus éloignées du centre du lobule sont les plus légères étant les plus récentes; par conséquent en observant de la périphérie à la bronche centrale, de la zone de splénisation à celle de suppuration, on parcourt la série successive des altérations. Quand la mort ne survient pas avant, la bronchopneumonie se termine par résolution, les exsudats subissent la désintégration granulo-graisseuse et sont repris par les lymphatiques ; les cloisons se tapissent d'un nouvel épithélium qui prend peu à peu les caractères de l'ancien et tout rentre dans l'ordre.

Si la résorption ne se fait pas, soit en raison du mauvais état général, soit que la cause morbifique persiste, la broncho-pneumonie arrive à suppuration et c'est alors qu'on voit se former par fonte des travées alvéolaires ces *abcès péri-bronchiques*, appelés aussi *grains jaunes* quand ils sont petits, *granulations purulentes* lorsqu'ils sont un peu plus gros. Par confluence de ces petits foyers le lobule tout entier peut suppurer et l'on aura sous les yeux un véritable abcès lobulaire. On en trouvera quelques exemples dans nos observations XIII, XIV et XV.

Quelques auteurs, MM. West et Damaschino entre autres, ont appelé *vacuoles* des abcès péri-bronchiques un peu volumineux. Ce mot de vacuoles a pris pour les pathologistes qui l'ont employé plusieurs sens différents et il s'est établi à ce sujet une confusion regrettable. MM. Hardy et Béhier (1) et Vulpian (2) désignent ainsi de grandes vésicules d'emphysème contenant de l'air et du pus. Pour Gairdner (3) et M. Balzer, la lésion

(1) Hardy et Béhier. Traité de pathologie.

(2) Vulpian. Des pneumonies secondaires. Th. agr., 1860.

(3) Gairdner. On the pathol. anat of bronchitis. Edimbourg, 1850.

serait constituée par la dilatation d'une bronche en un point déterminé où elle est enflammée.

Barthez et Rilliet (1) en donnent une description assez exacte : « Les vacuoles sont des cavités non anfractueuses, situées à la surface ou dans la profondeur du poumon, communiquant avec les bronches dont elles paraissent être la continuation, contenant soit de l'air, soit du mucopus, soit plus souvent tous les deux réunis. Les plus petites pourraient loger un pois, les plus grosses un œuf de moineau ou même de pigeon. »

M. Joffroy (2) fait remarquer qu'il s'agit d'une lésion fort rare qu'il n'a jamais observée.

Nous avons été plus heureux, trois ou quatre fois nous avons rencontré des vacuoles, deux fois nous en avons fait l'examen histologique. Un seul de ces cas appartenait à la diphthérie (obs. XV). Cette lésion en effet se rencontre plutôt dans les broncho pneumonies à marche chronique ou au moins subaiguë, telles que celle de la coqueluche ou parfois de la rougeole.

La paroi d'une vacuole se compose en partant de la cavité :

1° D'une couche de fines granulations, ne se colorant pas par les réactifs tels que le picrocarmin, résultant de la mortification des éléments de la couche suivante, et contenant d'innombrables microbes;

2° Une bordure d'éléments embryonnaires bien vivants et se colorant vivement par le carmin;

(1) Barthez et Rilliet, I, p. 120.

(2) Joffroy. Des différentes formes de la broncho-pneumonie. Th. agrég., 1880.

3° Une couche épaisse et rosée de cellules aplaties ou fusiformes entre lesquelles circulent de nombreux vaisseaux gorgés de sang; en un mot un tissu où l'on reconnaît l'inflammation chronique;

4° Plus loin les alvéoles pulmonaires enflammés à parois épaissies, contenant des leucocytes et des cellules épithéliales.

Les parois de la vacuole se continuent avec celles d'une bronche dont elle n'est pas une simple dilatation, puisque tous les éléments constitutifs de la bronche font défaut, épithélium, glandes, nodules cartilagineux et fibres musculaires.

Il s'agit bien plutôt d'un processus ulcératif qui s'est développé sur le trajet d'une bronche en un point où elle traverse du tissu pulmonaire chroniquement enflammé.

A l'autopsie, et au simple examen à l'œil nu, l'ensemble de toutes ces lésions ne présente pas un aspect constant, grâce à la part variable que chacune d'elles prend à la constitution du tout, et à leur distribution dans les poumons.

On connaît les formes anatomiques que l'on décrit habituellement à la broncho-pneumonie :

1° La pneumonie lobulaire disséminée ou mamelonnée dans laquelle les lobules, à un degré variable d'évolution pneumonique sont parsemés surtout à la partie postérieure ou sur les bords du poumon et séparés par des espaces simplement congestionnés.

2° La forme lobulaire généralisée, confluente de Bouchut, dans laquelle les noyaux, tout en restant distincts, sont réunis par des zones de splénisation. La portion du poumon ainsi atteinte offre un aspect marbré dû à l'inégalité du degré d'inflammation dans les divers lobules.

3° La forme pseudo-lobaire de Barrier où les lobules confluents, frappés à peu près au même degré montrent à la coupe une surface plane, uniforme, absolument analogue à la pneumonie lobaire franche. Elle se distingue de celle-ci par l'importance de la bronchite et l'existence de noyaux lobulaires disséminés dans le reste du poumon ou dans celui du côté opposé. L'examen histologique l'en différencie encore plus, en montrant dans les lobules les nodules péri-bronchiques et les zones de lésions d'intensité décroissante.

La pneumonie franche peut-elle venir compliquer la diphtérie? Nous ne saurions mieux faire que de citer ici les cliniques de notre maître : « Plusieurs auteurs, Barthez et Rilliet, Bouchut ne décrivent comme compli-
« cations de la diphthérie, que la forme lobulaire, ou
« broncho-pneumonie; Peter ne cite qu'un exemple d'hé-
« patisation lobaire; Archambault regarde la pneumonie
« lobaire comme extrêmement rare, tandis que J. Simon
« (dans son article du nouveau *Dict de méd. et de chir.*),
« Vogel (dans son Traité élémentaire des Maladies de
« l'Enfance), les confondent dans une même description,
« et que Picot et d'Espine ne parlent que de la pneumo-
« nie, sans s'expliquer sur sa nature. Quant à Sanné, il
« donne des chiffres fort intéressants; il a trouvé 48
« cas de pneumonie franche dont 32 prouvées par l'au-
« topsie. Il ne donne pas, il est vrai, le nombre compa-

« ratif des broncho-pneumonies, mais enfin ce chiffre de « 48 cas est à lui seul considérable. Quant à moi, mes-« sieurs, j'ai la satisfaction de me trouver en parfait ac-« cord avec Barthez et Rilliet et avec Bouchut, et le re-« gret d'être en complet désaccord avec J. Simon, Vogel « Picot, d'Espine et Sanné : Jamais dans aucune de mes « autopsies (et elles sont nombreuses), jamais je n'ai « trouvé un seul cas de pneumonie lobaire (1). » (Cadet « de Gassicourt.)

Nous ferons remarquer en outre que sur les 32 cas de M. Sanné, elle coïncidait 10 fois avec des lobules de broncho-pneumonie, 16 fois avec la bronchite pseudo-membraneuse; souvent elle était double. On peut donc bien émettre un doute à ce sujet.

CHAPITRE II.

CARACTÈRES DE LA BRONCHO-PNEUMONIE DIPHTHÉRIQUE.

Caracteres macroscopiques. — Et maintenant est-il possible à l'autopsie et par l'examen de la distribution et de la nature des lésions pulmonaires considérées en elles-mêmes, de reconnaître une broncho-pneumonie diphthérique? Malgré les recherches que nous avons faites dans les auteurs et le soin que nous avons apporté à nos propres autopsies, nous devons répondre négativement,

(1) Cadet de Gassicourt. Traité clinique des maladies de l'enfance, p. 250, t. II.

pour la généralité des cas. Bartels (1) a tenté de tracer une caractéristique de ce genre pour la broncho-pneumonie morbilleuse, Quant à la broncho-pneumonie diphthérique les meilleurs renseignements que nous ayons sur ses caractères macroscopiques se trouvent dans le travail de M. Talamon (2). Nous n'avons que peu de chose à y ajouter.

Il a vu la broncho-pneumonie double dans 59 cas sur 69; généralement sous la forme disséminée.

La forme pseudo-lobaire est certainement la plus rare et siège presque toujours dans les lobes inférieurs; il en cite 10 cas. Les lobules hépatisés siègent surtout en arrière, dans le système bronchique postérieur (Bartels) et de préférence vers le bord inférieur. M. Balzer dans sa thèse décrit une forme de broncho-pneumonie dans laquelle les grosses bronches étant seules envahies, l'inflammation ne se transmet qu'aux lobules voisins du hile. Après la trachéotomie, les lésions reprendraient les allures irrégulières qui caractérisent les formes ordinaires.

L'atélectasie est plus constante et plus étendue dans la diphthérie que dans les autres broncho-pneumonies secondaires, et préfère le lobe inférieur, le bord antérieur et les languettes. Trois fois M. Talamon l'a constatée comme unique lésion pulmonaire. Selon nous, la proportion serait même plus forte.

(1) Bartels. U. eine im Frühjahr, 1860, in Kiel beobachtete Masern Epidemie. Virch. rch. XXI, 1862.
(2) Talamon. Bull. Soc anat., 1870.

L'emphysème vésiculaire est également constant, mais à un degré bien moindre que dans la coqueluche par exemple ; rarement il devient interlobulaire et sous-pleural.

Les noyaux hépatisés peuvent être rouge clair ou rouge foncé. Mais dans la diphthérie on leur trouve bien plus souvent encore que dans la rougeole et dans la grippe, où le cas se présente aussi (Joffroy), une couleur noirâtre apoplectique. M. Talamon l'a constaté 10 fois et de préférence dans la forme toxique de la maladie. Presque toujours il y a concuremment de petites ecchymoses sous-pleurales, lésion commune du reste. Quelquefois ces foyers apoplectiques s'accompagnent d'hémorrhagies sous-cutanées et très souvent d'écoulement sanguin par les muqueuses qui sont le siége d'exsudats pseudo-membraneux. Nous citons plusieurs observations personnelles de ce genre.

Enfin nous avons trouvé trois fois (obs. XIII, XIV et XV) une altération qui nous a paru offrir des particularités intéressantes. En un ou plusieurs points du poumon, généralement sous la plèvre, on trouve une tache gris verdâtre, bordée d'un étroit bourrelet rouge, recouverte de fausses membranes fibrineuses, par son étendue, et correspondant à un ou deux lobules. On y constate de la fluctuation et par l'incision on tombe dans une cavité pleine de liquide sanieux ou de pus. Les parois irrégulières ressemblent absolument à celles d'un petit foyer de gangrène, sauf l'odeur caractéristique qui fait défaut.

M. Talamon en a observé deux cas dans des diphthéries toxiques. L'observation de M. Bouchut (obs. XI) qui en fait des abcès métastatiques d'origine embolique, nous paraît se rapporter à ces mêmes lésions.

Le nom qui leur convient est sans doute celui d'abcès lobulaires.

Dans les deux cas les plus nets observés par nous, existait en même temps une pleurésie avec épanchement jaunâtre et trouble ou même laiteux, contenant en grande abondance des flocons fibrineux. Parois et contenu de l'abcès, plèvre et fibrine exsudée, tout était rempli d'une quantité énorme de microcoques. Nous y reviendrons.

Caractères histologiques. — Considérées à l'œil nu, les lésions de la broncho-pneumonie diphthérique ne nous ont pas présenté de traits distinctifs absolus. Il était intéressant d'entreprendre quelques recherches pour voir si, dans ses lésions intimes et d'ordre histologique, on pouvait trouver des caractères spéciaux.

C'est là l'objet principal de cette étude, et ce sont nos résultats dans ce sens, si imparfaits qu'ils soient, que nous avons voulu exposer ici.

Parmi nos observations complètes, c'est-à-dire avec autopsie et examen histologique, nous avons dû faire un choix, éliminer strictement toutes celles où une autre maladie infectieuse pouvait avoir joué un rôle, et celles dont nous avions pratiqué l'examen au début et avant d'être en possession des procédés de technique que nous avons reconnus plus tard pour les meilleurs.

Ainsi que nous l'avons fait pressentir déjà, la broncho-pneumonie de la diphthérie n'a pas de caractère constant, en quelque sorte typique, qui permette de la différencier de celle qui vient compliquer telle ou telle autre maladie infectieuse.

Une série de cas heureux sur lesquels nous étions tombé d'abord nous avaient porté à croire que les différents cas se rattachaient à un petit nombre de types dont ils ne s'écartaient pas et qui étaient en rapport avec l'évolution clinique de la maladie. Nous pensions pouvoir décrire une forme fibrineuse, une forme hémorrhagique, une forme microparasitaire, etc., dans lesquelles rentreraient toutes nos broncho-pneumonies diphthériques.

Des recherches ultérieures nous ont fait rencontrer des cas intermédiaires et qu'on n'aurait pas pu classer dans ce cadre sans forcer plus ou moins les analogies.

D'ailleurs, les classifications en groupes bien nettement délimités existent souvent plus dans notre esprit que dans la réalité des choses, et nous voyons dans tous les domaines de nos connaissances que la nature place à côté de types bien arrêtés des formes de passage qui les relient entre eux.

Ce que nous pouvons néanmoins affirmer, c'est que la diphthérie imprime sinon toujours au moins souvent à ses complications pulmonaires un cachet spécial, caractérisé par une prédominence remarquable de quelques-unes des lésions élémentaires banales.

Ce sont ces lésions qui vont nous occuper.

Fibrine. — Depuis Béhier (1), qui se refusait encore à

(1) Béhier. Clin. méd., p. 101.

reconnaître la nature inflammatoire de la *peripneumonia notha* et contestait qu'elle donnât lieu à un exsudat plastique dans les alvéoles, les opinions ont notablement changé. M. Damaschino, déjà en 1867, prouva que l'on trouvait dans quelques cas de la fibrine dans l'exsudat de la pneumonie lobulaire. C'est M. Charcot qui a définitivement démontré que la fibrine n'était nullement caractéristique de la pneumonie franche dite fibrineuse. Il a vu un réseau fibrineux dans des broncho-pneumonies secondaires à la rougeole, à la fièvre typhoïde et à la coqueluche. M. Balzer (1) en a trouvé constamment dans les cas de diphthérie qu'il a examinés. Il y en a surtout dans le voisinage des bronches intra-lobulaires et acineuses, en outre à la périphérie des lobules et « dans les espaces lymphatiques et autour des vaisseaux. »

La fibrine est donc un produit banal de l'inflammation des alvéoles. Mais combien elle est peu abondante dans la broncho-pneumonie de la rougeole et surtout dans celle de la coqueluche! à peine quelques filaments ténus dans la zone de pneumonie catarrhale.

Il en est tout autrement dans certaines diphthéries où la fibrine, sous forme de tractus ramifiés et anastomosés, remplit presque à elle seule tout un groupe d'alvéoles. On trouve au sein de ce réseau quelques rares cellules épithéliales, un ou deux globules rouges et fort peu de leucocytes. On est fatalement tenté de rapprocher cet aspect de celui qu'on voit sur la coupe d'une fausse membrane récente et rapidement formée. Les leucocytes, qui

(1) Balzer. Th. doct., p. 22.

émigrent pourtant avec une telle rapidité sous l'influence de la moindre irritation, semblent avoir été retenus par la coagulation rapide du plasma exsudé. Au centre du noyau lobulaire, plus près de la bronche, les globules blancs sont au contraire abondants et témoignent d'un degré plus avancé de l'inflammation ; ils pénètrent le réseau de toute part, constituent ainsi des blocs massifs, puis bientôt la fibrine désagrégée n'apparait plus que comme un amas de granulations réfringentes qui sont peu à peu emportées par les vaisseaux lymphatiques.

A priori on pouvait penser que cette forme devait se présenter lorsque l'inflammation pseudo-membraneuse siège d'un bout à l'autre des ramifications bronchiques et qu'elle se transmettait directement aux alvéoles.

En effet, nous avons noté dans quatre de nos observations (III, VI, VII, XII) la présence de fausses membranes s'étendant à partir de la trachée jusqu'aux bronches sub-lobulaires et au delà. Le premier de ces cas se rapporte, chose curieuse, à une diphthérie prolongée; l'enfant opéré depuis deux mois n'avait pas cessé de rendre par la canule des concrétions fibrineuses représentant le moule des ramifications bronchiques.

Mais le fait n'est pas constant ; dans nos observations IV et VIII on n'en trouvait que dans la trachée et les grosses bronches; dans l'observation IX il nous a été impossible d'en voir au delà des ramifications du deuxième et du troisième ordre. Chez l'enfant de l'observation V, elles manquaient complètement.

Chacun sait d'ailleurs que la bronchite capillaire

pseudo-membraneuse ne s'accompagne pas toujours de pneumonie lobulaire. Deux fois il nous est arrivé (obs. XIV et XV) de noter cette forme de bronchite coïncidant avec des lésions lobulaires, où la fibrine n'était représentée que par des granulations très peu abondantes. Il est remarquable de voir qu'il s'agissait, dans ces deux cas, d'hépatisation grise très avancée, en sorte qu'on peut concevoir que la fibrine ayant existé au début, avait subi déjà la fonte granuleuse au point d'être devenue méconnaissable. Lorsque l'on trouve des foyers d'hémorrhagie dans les lobules hépatisés, il n'y a rien d'étonnant à ce qu'il y ait un peu de fibrine entre les globules épanchés.

Si la coïncidence d'hémorrhagies n'est pas précisément fréquente lorsque la fibrine abonde, il est habituel pourtant de noter la turgescence des capillaires des parois alvéolaires, qui les peut faire comparer à des boudins sinueux remplis d'hématies. Peut-être est-ce un phénomène de stase dû à la dilatation permanente des alvéoles.

Il n'y a rien de spécial à noter au sujet des altérations des bronches, des travées conjonctives, etc., dans ces cas où la fibrine abonde. Disons seulement l'analogie frappante que présentent alors certains points de la coupe du lobule avec la pneumonie franche à la période d'hépatisation rouge. Ce serait à s'y méprendre, si l'on ne trouvait pas dans le voisinage immédiat des régions où l'inflammation est déjà plus avancée et où l'on voit du pus avec de la fibrine granuleuse, ainsi que d'autres où elle ne fait que commencer.

Si l'on recherche quelle a été la marche clinique dans les cas où l'on trouve cette lésion à l'autopsie, on sera frappé de voir que la diphthérie s'est presque toujours manifestée sous sa forme toxique ou au moins sous sa forme grave (en particulier dans les obs. VI, VII et IX) avec productions pseudo-membraneuses généralisées au pharynx, au larynx, à l'arbre trachéobronchique et même aux fosses nasales. Dans un autre cas, nous l'avons dit, la maladie, légère au début, s'était prolongée pendant deux mois.

Qu'il y ait plus de fibrine dans l'exsudat alvéolaire des diphthériques que dans celui des malades atteints de broncho-pneumonie d'autre cause, cela n'étonnera personne. Et pourtant comment peut-on comprendre ce fait?

L'hyperalbuminose du sang, la *diathèse couenneuse* de Gubler (1), qui explique du même coup l'albuminurie de la diphthérie, nous semble bien peu satisfaisante pour l'esprit, d'autant qu'en l'admettant on ne fait que reculer la difficulté.

D'aucuns se contentent de dire que la diphthérie s'accompagne d'une éruption fibrineuse comme la variole d'une éruption pustuleuse.

Les auteurs récents ont cherché, en Allemagne surtout, dans les fausses membranes et dans la muqueuse sous-jacente une cause irritante spéciale provoquant localement l'exsudation fibrineuse.

Peut-être alors, selon cette théorie, les fausses mem-

(1) Gubler. Art. Albuminurie, in Dict. enc. des sc. méd.

branes porteraient-elles avec elles de proche en proche, jusque dans les alvéoles pulmonaires l'agent spécifique en question?

Nous allons revenir tout à l'heure sur cette question. Qu'il suffise pour le moment de dire que, dans tous les cas que nous avons examinés, nous avons trouvé des microbes en plus ou moins grand nombre dans les lobules où la fibrine abonde. Une seule fois ils ont fait défaut (obs. III) et c'était dans le cas de diphthérie prolongée, où les poumons contenaient en tout trois lobules à l'état d'hépatisation grise.

Cette exception, le fait que les microbes étaient parfois peu abondants sur nos coupes, la donnée aujourd'hui confirmée que l'on trouve souvent des microbes dans les lésions pulmonaires de quelque nature qu'elles soient, constituent des objections sérieuses à toute hypothèse sur leur rôle pathogénique. Des cultures et des inoculations pourraient seules faire avancer la question.

Foyers hémorrhagiques. — Fréquemment on trouve dans les autopsies de broncho-pneumonies diphthériques, de petites hémorrhagies pulmonaires. Elles siègent tantôt sous la plèvre où elles représentent une lésion des plus communes, tantôt au sein même du parenchyme pulmonaire ; ce sont ces dernières qui seules nous occupent ici.

Signalées par M. Millard dans sa thèse inaugurale (1858) et par M. Peter (*Gaz. hebd.* 1863), elles ont été interprétées par MM. Bouchut et Labadie-Lagrave dans le sens d'infarctus d'origine embolique. M. Sanné les attribue à deux causes, l'asphyxie et l'infection, cette dernière en tant que cause prédisposante.

M. Balzer a consacré à ces épanchements sanguins une excellente étude (*Bul. Soc. Anat.* 1878.) Il leur attribue comme siège de prédilection la partie postérieure et inférieure des poumons «où les noyaux recouverts par la plèvre ont l'aspect d'une masse noire et indurée». Les symptômes sont masqués par ceux de la broncho-pneumonie. L'absence constante d'hémoptysies est un fait qui a été souvent noté.

Selon M. Balzer « le sang épanché circonscrit les nodules péribronchiques, les déforme, mais sans jamais les pénétrer entièrement ». Il les interprète dans le sens d'hémorrhagies dues à la congestion et pénétrant les lobules primitivement atteints de pneumonie, de dehors en dedans.

La description qu'il donne de cette lésion est facile à vérifier pour la grande majorité des cas, et la congestion explique parfaitement sa pathogénie en ajoutant seulement que la stase de l'atélectasie y prédispose aussi bien que la fluxion inflammatoire.

Dans l'une de nos observations (X), où les coupes ont porté sur un foyer un peu ancien, on voit pourtant qu'il existe des globules sanguins, jusque dans la partie centrale du lobule, et que là ils sont altérés, déformés et privés de leur matière colorante. Ils sont même par place désagrégés en *granulations hématiques*. A ce niveau, un nombre notable de globules blancs exsudés indique qu'une inflammation vient se surajouter à l'épanchement sanguin. Les cellules du revêtement épithélial sont tuméflées, contiennent des granulations albumineuses et offrent des lésions absolument comparables à celles que notre maître, M. le professeur Ranvier (1) a décrites pour les cellules du tissu conjonctif dans l'œdème. Sur le pourtour du nodule rouge, les alvéoles contiennent un peu de fibrine, ce qui se comprend, et les cellules épithéliales gonflées sont en voie de desquamation.

On pourrait donc être tenté de considérer l'apoplexie pulmonaire comme le phénomène primitif, né sous l'influence de l'altération du sang que viennent seconder les causes mécaniques. L'épanchement sanguin provoquerait ensuite une réaction inflammatoire.

On sait il est vrai, par des expériences décisives, qu'une hémorrhagie au sein de nos tissus, provoquée par exemple par une contusion, ne donne pas lieu à une inflammation. Les globules extravasés subissent une régression progressive et sont résorbsés à la longue ; quelque uns peuvent être repris en nature par le système circulatoire. Mais il n'en est pas de même lorsque le foyer hémorrhagique communique avec l'air extérieur, comme dans le poumon ; il n'en est pas de même non plus lorsque le sang charrie avec lui un virus morbide, et dans ce dernier cas on peut voir se produire une autoinoculation infectieuse, par exemple dans la tuberculose (2). Dans le sang des diphthériques on n'a pas réussi à démontrer l'existence de microbes et quant à nous, il

(1) Ranvier. Comm. à l'Acad. des sciences, 10 juillet 1871.

(2) Verchère. Th. Paris, 1884. Des portes d'entrée de la tuberculose.

nous a été impossible d'en découvrir même dans les formes les plus toxiques, ce qui ne veut pas dire cependant qu'ils n'y soient pas sous une forme que nos procédés actuels ne permettent pas de déceler.

Tous les cas d'hémorrhagie lobulaire cités par nous se rapportent à des diphthéries toxiques ou graves, ce qui nous semble être de règle ; d'autre part remarquons que cette lésion n'est point du tout exclusive d'autres formes de broncho-pneumonie. L'examen histologique sera toujours nécessaire pour reconnaître si les lobules qui présentent l'aspect et la coloration ordinaire de l'hépatisation, à côté de nodules nettement apoplectiques, sont des foyers de même nature mais plus anciens, ou s'il s'agit d'une coïncidence de deux formes distinctes.

Quant au sort ultime du sang épanché on voit, ainsi que nous l'avons dit, dans les régions où l'inflammation a dépassé un certain degré, les globules rouges désagrégés se présenter sous formes de granulations arrondies, souvent presque égales en diamètre, réfringentes et sans coloration spéciale, qui sont groupées au fond des alvéoles. Deux fois nous en avons trouvé dans les espaces lymphatiques péribronchiques, et dans ceux des travées interlobulaires.

Ces amas de grains semblent avoir donné lieu quelquefois à des erreurs d'interprétation. Au temps où l'on ne connaissait pas encore les excellents objectifs et les procédés de coloration que nous possédons aujourd'hui, on a certainement décrit comme microbes de simples granulations hématiques. En particulier, on trouve dans l'article de O. Wyss, de l'excellent manuel de Gerhardt (1), des figures de soi-disant microbes qui sont incontestablement le résultat d'une erreur de ce genre; et cela d'autant plus qu'on y voit représentés des microorganismes siégeant dans l'intérieur de vaisseaux sanguins, ce que nous n'avons jamais trouvé, au moins pour la diphthérie.

D'ailleurs dans les deux cas où l'hémorrhagie lobulaire était la plus prononcée, les microorganismes faisaient défaut.

MM. Bouchut, d'Espine et Picot croient que les noyaux apoplectiques sont fatalement destinés à se transformer en abcès. Dans l'observation XI, empruntée au premier de ces auteurs, il semble en effet, qu'il en ait été ainsi, quoique plusieurs lésions indiquées soient manifestement des altérations cadavériques. Plus souvent étant donnée la gravité des circonstances, les enfants meurent avant que cette éventualité se produise.

CHAPITRE III

DES MICROORGANISMES.

Dans tous les faits de broncho-pneumonie diphthérique que nous avons examinés à ce point de vue, nous avons trouvé des microbes, à l'exception des trois cas déjà cités (dont un de diphthérie prolongée et deux de foyers apoplectiques), en somme 10 fois sur 13.

(1) Gerhardt. Handbuch der Kinderkrankheiten, III, p. 720.

L'abondance et la distribution topographique de ces organismes au milieu des lobules malades doivent conduire à penser qu'ils jouent un rôle dans la production des lésions. Mais, dans notre introduction déjà, nous avons fait remarquer que la preuve absolue de ce rôle ne peut être fournie que par la méthode des cultures et des inoculations.

Les procédés de technique que nous avons employés ont nécessairement varié au cours de notre travail. Après quelques essais de coloration par le brun de Bismarck, par le violet de méthyle et le violet de gentiane, nous nous étions arrêté à l'emploi, conseillé par Löffler, d'une solution faiblement alcalinisée de bleu de méthylène, suivi d'un lavage à l'eau acétifiée. La méthode de Gram (1), que nous avons essayée depuis, nous a donné des résultats beaucoup plus parfaits, au point de vue de l'intensité de la coloration ; nous l'avons donc adoptée en soumettant presque tous nos anciens résultats au contrôle de ce dernier procédé aujourd'hui trop connu pour que nous l'exposions ici. Il importe seulement de remarquer 1° qu'il est très important de transporter les coupes dans la solution colorée au sortir de l'alcool et sans lavage préalable et 2° qu'il y a avantage à faire durer leur séjour dans la matière colorante au moins 10 minutes ou un quart d'heure, et non 3 minutes seulement comme l'indiquait l'auteur.

(1) Gram. U. d. isolierte Färbung der Schizomyceten in Schnitt. u. Trockenpreparaten. Fortschr. der med., 15 mars 1884.

Deux formes de microorganismes ont surtout attiré notre attention : des microcoques qui dans quatre cas se trouvaient seuls dans nos préparations ; et des bacilles qui, dans six autres cas, coexistaient avec les microcoques.

Microcoques. — Ces organismes qui sont de beaucoup les plus fréquents, se présentent sous l'aspect de petits corps *ronds* ayant une grande tendance à se placer par groupe de deux (diplocoques) et qui forment souvent aussi des chaînettes flexueuses composées de 4 à 6 individus, quelquefois même de 20 à 30. Dans ces chaînettes ou chapelets, le groupement en diplocoques est encore très appréciable. Les dimensions de chaque grain (mesurées avec l'objectif à immersion homogène 1/18 de Zeiss et la chambre claire à 45° de M. Malassez (1500 diamètres), varient de 0 μ. 50 à 0 μ. 60.

Quand ces microbes ronds sont très abondants, ils forment parfois des amas serrés, ou de grandes masses d'aspect nuageux que les puissants grossisements que nous avons employés permettent de décomposer parfois en un pelotonnement de chaînettes.

A côté de cette forme type, toujours largement représentée, on en trouve une autre non moins importante. C'est celle de corps *ovoïdes*, unis aussi le plus souvent par deux, formant rarement des chaînettes de 4. Ces microcoques qui rappellent absolument le pneumococcus ellipsoïde de Friedländer, le coccus lancéolé ou en grain de blé de M. Talamon, ne nous ont jamais paru entourés d'une capsule nettement limitée; ils sont tout au plus environnés d'une auréole plus pâle et non colorable.

Leurs dimensions, mesurées de la même façon que pour les coccus ronds, sont plus considérables; ils ont de 1 μ. à 1 μ. 30 de long, sur 0 μ. 60 à 0 μ. 75 de large.

Nous décrivons dans le même paragraphe les microcobues ronds et les ovoïdes, et voici pourquoi : il nous a été donné de trouver sur plusieurs préparations un organisme appartenant à l'une de ces formes soudé bout à bout à un individu de l'autre espèce. On trouve aussi de courtes chaînettes du microbe rond, terminées par un coccus ovoïde; mais jamais nous n'en n'avons vu au milieu de la chaînette.

Peut-être enfin doit-on voir un intermédiaire entre ces deux espèces dans ces formes qui se présentent quelquefois, un coccus ovoïde dont le milieu est resté incolore se termine à chaque bout par un grain coloré; ou bien dans les organismes qui ont les dimensions de la forme ovoïde et qui offrent en leur milieu un étranglement plus ou moins marqué. Les cultures pourraient seules répondre a toutes ces questions.

C'est surtout dans l'exsudat pneumonique recueilli sur une coupe récente avec les précautions usitées en pareil cas, étalé sur une lamelle et coloré après dessiccation qu'il est facile de reconnaître ces détails.

Cepenant on retrouve toujours les microorganismes en question sur les coupes du tissu pulmonaire convenablement durci par l'alcool absolu (1).

(1) Dans un cas (obs. VII), il nous a été impossible de colorer

On peut, de cette façon, étudier leur siège et leur distribution. Deux cas principalement (obs. VI et XVI) ont offert un intérêt particulier à cet égard. Il s'agissait dans tous deux d'une broncho-pneumonie récente, datant de 2 à 4 jours au plus. Il y avait en même temps des microcoques et des bacilles. Les microcoques qui nous intéressent pour le moment, loin d'être disséminés sans ordre dans les lobules, ne se trouvaient en grande abondance que dans les bronchioles acineuses qui formaient le centre de nodules péribronchiques. Ils y étaient groupés dans le pus ou dans les fausses membranes en petits amas assez nombreux. Dans les conduits alvéolaires et les alvéoles voisins, on les retrouvait au centre de l'exsudat composé de cellules et de fibrine, en petits groupes serrés, sur les bords desquels se détachaient quelques diplocoques. Les microbes sont, les uns contenus dans l'intérieur des cellules, les autres libres. Il semble absolument que l'on assiste à l'envahissement du lobule à partir des bronches qui constitueraient le foyer d'infection primitif. (Fig. 1 et 2.)

L'observation XII porte sur un cas où la broncho-pneumonie était certainement plus ancienne, quoique nous n'ayons pas pu fixer l'époque exacte de son début, et les microcoques s'y trouvaient en nombre incomparablement plus grand. Disposés en amas nuageux, qui déjà sur les coupes colorées au picrocarminate d'ammoniaque

dans les coupes les microorganismes que nous avions pourtant reconnus en grande quantité dans le produit du raclage; sans doute parce que les coupes avaient séjourné par erreur dans de l'alcool très étendu.

se signalaient par une coloration jaunâtre, ils occupent tout l'espace central des nodules. La bronche en est remplie, ses parois et plusieurs rangs des alvéoles voisins en sont infiltrés; tout autour se voit une zone vivement teintée en rouge par le carmin, de cellules embryonnaires et de leucocytes qui forment là comme une zone de réaction et de défense. Dans les préparations traitées par les couleurs d'aniline ce mode de distribution est encore bien plus évident. (Fig. 3.)

Enfin, dans un dernier ordre de faits (obs. XIII, XIV et XV), le début de la complication pulmonaire remontait à une semaine ou plus. Nous avons observé à l'autopsie des lésions dont nous n'avons pas trouvé la description détaillée dans les auteurs. Sous la plèvre apparaissaient des taches d'un jaune verdâtre,entourées d'un liséré rouge; à ce niveau on constatait de la fluctuation, et à la coupe on voyait s'écouler d'une cavité anfractueuse une nappe de pus ou de liquide sanieux avec des lambeaux de tissu mortifié. Pourtant l'odeur gangreneuse manquait. La surface pleurale était recouverte d'une fausse membrane fibrineuse; la plèvre contenait dans deux cas un épanchement purulent assez abondant.

Le microscope fait reconnaître sur la coupe de ces abcès lobulaires, du pus qui baigne les quelques travées alvéolaires qui ne sont pas entièrement détruites et sont représentées encore par leur charpente élastique. Dans ce pus, dans les alvéoles voisins, dans la plèvre viscérale et dans les flocons fibrineux de l'épanchement thoracique, les microcoques sont innombrables, en petites colonies, en gros amas nuageux, ou disséminés dans le liquide. Ils ont toujours la même tendance à s'accoler par deux ou à se disposer en chapelet, et presque tous affectent la forme ronde.

La suppuration lobulaire se rencontre dans les diphthéries toxiques, ayant duré un certain temps (obs. XIII et XIV) et dans des formes non malignes par elles-mêmes, mais rendues graves par un mauvais état général. L'enfant de notre observation XV était très chétif et a été encore affaibli par des complications du côté de la plaie opératoire.

Avant de rechercher si les microcoques ronds et ovoïdes que nous venons de décrire n'auraient pas été déjà signalés par les auteurs, disons quelques mots de notre seconde espèce de microorganismes.

Bacilles. — Dans six cas nous avons rencontré concurremment avec les microcoques des parasites présentant la forme de bacilles.

On voit alors des bâtonnets très ténus, longs de 1 à 2 µ d'une largeur difficile à apprécier mais moindre que 0 µ 40, souvent incurvés, terminés par des extrémités non effilées mais arrondies. Ils se colorent généralement moins vivement par les couleurs d'aniline que les microbes ronds. Souvent la coloration est plus marquée en certains points du bâtonnet et l'on reconnaît à leur intérieur avec un grossissement suffisant des grains plus foncés qui occupent leurs extrémités ou forment dans leur intérieur une série parfois discontinue. Ces bacilles sont isolés ou disposés en séries de deux, rarement de trois individus, et ces chaînettes présentent souvent des angles aux points de soudure.

Les bacilles sont toujours moins abondants sur les coupes que les microcoques arrondis. Ils forment de petits groupes, d'une dizaine ou d'une vingtaine au plus, mêlés aux groupes de l'autre espèce dans le contenu des bronchioles (1). Mais dans les alvéoles, on les trouve de préférence dans les régions où l'inflammation est peu avancée, dans les espaces non encore remplis par un exsudat. Ainsi dans nos observations VI, X et XVI, nous avons noté leur présence dans les zones d'atélectasie et de splénisation et même dans un lobe où l'on ne constatait encore que de la congestion.

Il est remarquable, d'ailleurs, que nous n'avons pu trouver de bacilles que dans des broncho-pneumonies de date récente, remontant à deux ou trois jours seulement (obs. VI, VII, VIII, XVI).

Les observations XII et XV, où l'inflammation avait duré plus longtemps, font exception ; mais dans l'une, les bacilles étaient fort clairsemés ; et dans la seconde, ils manquaient dans les régions suppurées.

Quand sept jours s'étaient écoulés depuis le début de la complication pulmonaire, nous n'avons généralement pas trouvé de bacilles, tandis que les microcoques, au contraire, pullulaient.

La diphthérie s'est montrée grave ou toxique dans trois cas ; elle a été rendue grave par des circonstances accessoires, dans les deux autres.

(1) Dans un cas de bronchite pseudo-membraneuse généralisée sans broncho-pneumonie, les fausses membranes contenues dans les bronches renfermaient énormément de bacilles et pas de microcoques.

La constatation de microorganismes dans les produits de la diphthérie et dans les inflammations pulmonaires de diverse nature, est loin d'être une nouveauté.

Nous n'insisterons pas sur les travaux des auteurs déjà anciens qui n'avaient pas entre les mains des procédés de technique suffisamment sûrs.

Buhl, Letzerich, Nasiloff et Eberth (1) ont vu dans les lésions causées par la diphthérie des microcoques en zooglées, en chaînettes ou disséminés.

Oertel (2) signale en outre l'existence de microcoques dans les lymphatiques de la muqueuse atteinte, dans les ganglions et jusque dans les reins. Ils sont ronds et un peu ovales, généralement unis par couples, plus rarement en chaînettes dans les régions où on les trouve en petit nombre; ils forment au contraire, en d'autres points, des colonies très nombreuses.

Pour Senator (3), Weigert (4) et Heubner (5) la présence de ces microorganismes ne serait qu'un fait accidentel.

M. le professeur Cornil (6) a constaté dans les fausses

(1) Buhl. Zeitsch. f. Biol., III, 1867, p. 340.
Letzerich. Virch. Arch. Bd. 58, 61, 68. Arch. f. Exper. Path. u. Pharm. Bd. 12, 1880, p. 354.
Nasiloff. Virch. Arch. Bd. 50, p. 550.
Eberth. Correspondenz bl. f. Schw. Aertz, 1872. U. Bact. Mycosen. Leipz., 1872.

(2) Oertel. Aertz. Intell. N° 31, 1868. Aertzl. Verein in Munchen, 1880.

(3) Senator. Virch. Arch. Bd. 56, 1872.

(4) Weigert. Virch. Arch. Bd. 70 et 72.

(5) Heubner. Die experiment. Diphth. Leipz., 1883.

(6) Cornil. Arch. de physiologie, 1881, p. 372.

membranes diphthériques : « de très nombreux petits « corps sphériques ou ovoïdes, ayant moins de un mil« lième de millimètre, isolés (micrococcus) ou réunis en « amas plus ou moins volumineux (zoogloea) ; et en outre « une grande quantité de petits bâtonnets droits mobiles. » Dans un poumon provenant d'un enfant mort de diphthérie toxique, il a vu aussi dans les alvéoles des granulations rondes ou ovoïdes et quelques bâtonnets de bacilles.

Les mêmes faits sont rapportés dans la thèse de M. René Thomas (1).

Klebs (2) admet une diphthérie microsporique et une autre forme bacillaire. Dans cette dernière forme, il a toujours trouvé, à l'aide du bleu de méthylène, dans la couche externe des fausses membranes, de très petits bacilles, grands comme ceux de la tuberculose, contenus d'abord dans des cellules, puis groupés en amas et formant enfin à la surface une couche continue. Ils présenteraient souvent une spore à chaque extrémité. Klebs croit que les lésions viscérales qu'on rencontre dans la diphthérie, sont causées non pas par la présence des microbes, mais par l'altération du liquide sanguin.

Cette dernière opinion, conforme du reste aux résultats obtenus par Eberth, Babbe, Weigert et Wagner, a été confirmée par les recherches très soignées de Für-

(1) R. Thomas. Contrib. à l'ét. anatomo-path. de la diph. du pharynx et des voies respir. Th. Paris, 1881.

(2) Klebs. Arch. exper. Path. u. Pharm., I et IV. Congr. f. in med. II. Abth. Wiesbaden, 1883, p. 143.

bringer (1) qui ayant examiné un grand nombre de reins dans les cas de diphthérie n'y a jamais trouvé de microbes. Ce dernier auteur réfute ainsi l'opinion de Huetor, Tommasi Crudeli, Lotzerich, Oertel et Gaucher (2), lesquels avaient fait usage de moins bonnes méthodes.

Le travail d'ensemble le plus récent qui ait paru sur la question du microbe de la diphtérie est celui de Löffler (3).

Il considère comme démontrée l'existence de microcoques dans les fausses membranes, dans la muqueuse sous-jacente et dans les voies lymphatiques, et leur absence dans les viscères éloignés, tels que le foie et le rein.

Lui-même a rencontré, dans la plupart des cas examinés par lui, deux formes de bactéries : des bâtonnets et des grains disposés en chapelet. Les bacilles sont les mêmes que ceux que Klebs a décrits; on les trouve dans tous les cas de diphthérie bien caractérisée, mais au début seulement. Quand ils font défaut, on ne trouve que des microcoques en chaînettes. Il fait remarquer que cette dernière forme de microbes existe dans tous les foyers de sphacèle quelle qu'en soit la cause, et qu'il y a des formes analogues dans plusieurs autres maladies infectieuses.

L'inoculation des cultures de microcoques n'a rien fourni d'analogue à la diphthérie. Les bacilles, au con-

(1) Fürbringer. Virch. Arch., 91, 3, 1883.

(2) Gaucher. Soc. de biol., 1882.

(3) Löffler. Mitth. aus dem k. Gesundheitsamt, II, 1884, p. 421.

traire, ont donné lieu dans les mêmes conditions à la mort des animaux à la suite de la production locale d'un exsudat fibrineux ou hémorrhagique.

Il suppose par conséquent que les bacilles constituent le véritable microbe pathogène de la diphthérie ; la preuve n'en est pas absolument faite, mais rien ne contredit jusqu'ici cette hypothèse.

Quant aux microcoques, ils ne joueraient dans l'espèce qu'un rôle accessoire ; leur présence s'expliquerait par le terrain favorable qui leur est offert par les fausses membranes. Mais selon l'auteur, ils pourraient provoquer des complications locales ou générales. Il suppose aussi que lorsqu'ils existent seuls ils donnent lieu à une maladie analogue à la diphthérie, à une sorte d'érysipèle diphthéroïde des muqueuses.

Tel est l'état actuel de la question du microbe de la diphthérie.

Pour le dire en passant, nous avons nous-même toujours trouvé dans les fausses membranes récentes du larynx, de la trachée et des fosses nasales que nous avons examinées, les mêmes microorganismes que dans les foyers de broncho-pneumonie : des bacilles très nombreux à la surface et des microcoques ronds ou ovoïdes groupés en zooglées.

Jamais au contraire dans le sang, dans le rein et dans le foie, il ne nous a été donné d'en apercevoir, même dans les formes les plus infectieuses de la maladie.

Parmi les microorganismes dont l'étude a été faite récemment, il en est deux surtout qui présentent, sous quelques rapports, des analogies avec les microcoques que nous avons signalés dans la broncho-pneumonie diphthérique.

Qu'il nous soit permis d'en dire quelques mots ici pour faire ressortir ces analogies :

On connaît aujourd'hui plusieurs espèces d'organismes qui se trouvent dans le pus, et dont les cultures inoculées à des animaux provoquent la suppuration. Ces espèces sont au nombre de cinq ou six au moins. Il en est une qui est connue sous le nom de *streptococcus*, et qui a été étudiée par Billroth d'abord, puis par Rosenbach, par Fränkel, et en dernier lieu, tout récemment, dans un article de Passet (1). Voici la description qu'en donne ce dernier auteur :

« Les streptococcus se trouvent dans le pus des abcès, « en chaînettes de 3, de 10 et même de 30 individus. Sou- « vent les grains sont plus rapprochés deux à deux, en « sorte qu'on a sous les yeux un chapelet de diplo- « coques. Les dimensions des coccus ne sont pas stricte- « ment constantes et l'on en trouve parfois d'un peu « plus gros compris dans une chaînette. Leur aspect est « le même dans les cultures ; dans les cultures anciennes, « quelques-uns sont allongés dans le sens de l'axe de la « chaînette, ou parfois dans le sens transversal. En « moyenne leur diamètre est de 0,58 μ à 0,73 μ. »

La ressemblance avec nos microcoques en chaînette

(1) Passet, de Munich. U. d. mikroorganismen der eitrigen Zellgewebsentzündung des Menschen. Fortschr. der med., 15 janvier et 1er février 1885.

est frappante. De plus, nous avons vu que ces derniers étaient surtout abondants précisément dans des foyers de suppuration lobulaire. En l'absence de cultures, nous ne pouvons rien dire de plus.

Un autre microorganisme, dont la découverte a présenté pour tous les médecins un intérêt de premier ordre est le microbe elliptique de la pneumonie franche aiguë, appelé aussi *pneumococcus*. Entrevu par Billroth, puis par Eberth et Koch, il n'a été bien décrit que par Friedländer, en 1882. Ce dernier a fait depuis sur ce sujet des recherches approfondies qui ont été publiées dans plusieurs articles successifs (1). Nombre d'auteurs s'en sont occupés depuis et, il faut le dire, ils ont obtenu des résultats qui ne sont pas toujours absolument concordants.

Pour Friedländer, le pneumococcus est caractérisé par sa forme elliptique, sa tendance à se réunir par deux, la capsule de nature muqueuse qui l'enveloppe et qui a été découverte par Günther, puis par l'aspect de sa culture (nagelkultur), et par sa propriété de reproduire la pneumonie fibrineuse lorsqu'on l'inocule à certains animaux : aucune de ces propriétés n'est caractéristique par elle-même et en l'absence des autres.

M. Talamon (2) a publié de ce même organisme une description qui s'écarte peu de la précédente : coccus lancéolé ou en grain de blé long de 2 μ sur 1 μ. le plus

(1) Friedländer. Fortschr. der med., 15 nov. 1883, 15 mai et 1er oct. 1884.

(2) Talamon. Soc. anat., 30 nov. 1883. Prog. méd., 22 déc. 1883.

souvent disposé en diplocoques. Il ne parle pas d'une capsule ; d'ailleurs, on s'accorde à dire que cette capsule peut manquer dans certaines circonstances.

Dans deux cas de pneumonie infectieuse, il a recueilli et cultivé un organisme de forme différente, arrondi, souvent en chapelets flexueux composés de 10 à 20 grains et qu'il est porté à considérer comme étant un autre stade de développement du coccus lancéolé.

Il faut citer encore les recherches faites par M. Afanasiev dans le laboratoire de M. Cornil. Il a trouvé chez tous les pneumoniques des microorganismes de trois formes. Les premiers, grands et ronds ; les seconds, petits et ronds également ; les derniers ovoïdes, semblables à ceux de Friedländer et de Talamon, mais sans capsule. Seule l'inoculation de ces derniers a été suivie de résultat.

Toujours est-il que la question du pneumococcus ne paraît pas entièrement résolue. Y en a-t-il plusieurs ? S'agit-il d'un même organisme dont la forme peut varier ? C'est là un sujet encore à l'étude.

Nous avons cru devoir signaler ici les microorganismes de la pneumonie franche autant pour faire ressortir les différences qui les séparent de nos coccus ronds ou ovoïdes, que pour montrer les quelques analogies qu'il y a entre eux : rappelons que nous n'avons jamais pu déceler de capsule, quoique nous ayons suivi à la lettre les prescriptions indiquées pour cette recherche.

Si enfin nous passons à la broncho-pneumonie, nous verrons que la question est encore bien plus embrouillée, et par conséquent moins avancée.

On a signalé à diverses reprises dans la péripneumonie des animaux l'existence de micrococcus arrondis isolés, ou disposés deux par deux (1).

Quant à la broncho-pneumonie chez l'homme, voici ce qu'en disait l'an dernier notre maître, M. le professeur Cornil (2) :

« Dans tous les faits de broncho-pneumonie, lorsqu'on « recueille dans de bonnes conditions l'exsudat qui rem- « plit les alvéoles pulmonaires et qu'on l'étale sur des « lamelles que l'on colore ensuite d'après le procédé in- « diqué à propos de la pneumonie aiguë, on observe une « grande quantité de microorganismes. Comme les bron- « cho-pneumonies sont habituellement secondaires soit « à la grippe, soit à la rougeole, à la diphthérie, à la tu- « berculose, à la fièvre typhoïde, etc., il était rationnel de « penser que l'exsudat renferme surtout les microorga- « nismes propres à chacune de ces maladies infectieuses. « Cependant, nous avons vu prédominer dans cet exsu- « dat le microorganisme ovoïde de la pneumonie aiguë « et les petits microorganismes ronds. Le nombre des « examens que nous avons pratiqués n'est pas suffisant « pour formuler une conclusion absolue ; mais nous « pouvons cependant dire que les micrococci ovoïdes « les plus nets se rencontrent dans les cellules lympha-

(1) Bruylants et Verriet. Recueil de médecine vétérinaire, 1881.

Cornil et Babès. Arch. de physiol., 1883.

(2) Cornil. Leçons professées pendant le premier semestre de l'année 1883-84. Paris, 1884.

« tiques et dans le liquide de l'exsudat broncho-pneu-
« monique de la fièvre typhoïde et de la rougeole (1). »

(1) Ces lignes étaient déjà sous presse lorsque nous avons pu, grâce à la très grande obligeance de M. le professeur Cornil, prendre connaissance des épreuves d'un livre qu'il prépare en collaboration avec M. Babes sur les maladies infectieuses. Nous n'en pouvons malheureusement citer que quelques passages.

Voici ce que nous y trouvons de plus important pour nous relativement à la pneumonie :

Tantôt les pneumo-cocci correspondent à la forme décrite par Friedländer, c'est-à-dire qu'ils sont ovoïdes et entourés d'une capsule, tantôt les cocci sont plus petits ou plus grands, formant des corpuscules ronds, libres ou entourés d'une capsule. La capsule offre parfois un double contour. La forme des cocci isolés de la pneumonie peut être comparée à un fer de lance ; dans les diplococci les pointes des individus sont en contact. Pour se convaincre de la réalité de cette forme il faut regarder les cocci avec un fort grossissement.

Cette forme n'est pas toujours bien prononcée, souvent les angles sont arrondis ; souvent les cocci se divisent en deux parties triangulaires. Parfois ils sont plutôt carrés que rhomboédriques ; ils se touchent toujours par leurs angles, tandis que les autres microbes carrés sont ordinairement unis par leurs faces. Si les cocci deviennent pâles, leurs angles seuls restent colorés ; parfois on voit aux angles des gonflements ronds ou rhombiques.

Souvent on rencontre des chaînettes composées par de petits bacilles, et par des cocci plus ou moins rhomboédriques, de grandeur différente. Les chapelets et chaînettes sont plus droits, plus rigides que les chaînettes du streptococcus.

Quant à la broncho-pneumonie nous relevons les passages suivants :

Il est facile de comprendre qu'on retrouvera, en général, dans les broncho-pneumonies, les micro-organismes des différentes maladies infectieuses qui les causent. Mais en même temps, on peut trouver dans les parties du poumon hépatisées et dans les nodules de la broncho-pneumonie les microcoques de la pneumonie aiguë.

CHAPITRE IV.

PATHOGÉNIE.

L'étude anatomique que nous venons de faire nous a permis de reconnaître un certain nombre de faits qu'il est facile de résumer en peu de mots.

La broncho-pneumonie secondaire à la diphthérie se caractérise souvent par la prédominence de quelques unes des lésions élémentaires banales ; en particulier par l'abondance de la fibrine exsudée dans les alvéoles, et par des hémorrhagies abondantes dans les lobules pulmonaires.

On rencontre dans la grande majorité des cas (10 fois sur 13) des microorganismes dans les lobules altérés.

Nous quittons actuellement le domaine des faits pour nous aventurer sur le terrain moins sûr des interprétations.

De tout ce qui vient d'être dit, il ressort clairement que les données que nous possédons ne sont pas suffisantes pour établir le rôle des deux espèces de microorganismes que nous avons rencontrées dans la broncho-pneumonie diphthérique.

Nos bacilles ressemblent beaucoup à ceux que Klebs et Löffler, ainsi que M. Cornil, regardent comme spécifiques de la diphthérie.

Nos microcoques ronds et ovoïdes présentent quelques analogies avec certains microbes pyogènes d'une part, et avec les coccus de la pneumonie de l'autre.

S'il nous était permis de formuler une hypothèse, nous dirions, en nous appuyant sur l'analyse de nos observations et en particulier sur la répartition au sein des lobules broncho-pneumoniques de ces deux espèces de microorganismes :

Les bacilles de la diphthérie, transportés au sein des alvéoles pulmonaires, soit de proche en proche par les fausses membranes, soit entraînés par les efforts du tirage, y font naître une inflammation. Les microcoques, trouvant dans les produits de cette inflammation un terrain favorable, s'y multiplient et provoquent par leur présence la suppuration du lobule.

Si l'on acceptait cette hypothèse dans les termes où elle est énoncée et sans correctif, on dépasserait cependant de beaucoup notre pensée.

Nous nous sommes efforcé dans notre chapitre d'étiologie de montrer que les causes dites banales et que le défaut de soins à la suite de la trachéotomie pouvaient avoir une grande influence sur l'apparition de la complication pulmonaire.

Il est en outre un certain nombre de circonstances qui sont spéciales à la diphthérie et dont l'influence pathogénique doit être discutée.

Une théorie émanée de Lallement (1) et qui a été défendue avec beaucoup de talent par M. le Professeur Revilliod de Genève (2) est celle qui met en jeu l'action de la paralysie du pneumogastrique. Que cette paralysie

(1) Lallement. Th. Paris, 1804.

(2) Prof. Revilliod. Comptes rendus et mémoires du Congrès intern. des sc. méd. de Genève, 1877.

soit une cause fréquente de mort subite par arrêt du cœur ou plutôt par syncope respiratoire, c'est là un fait qui n'est plus à démontrer. Son action sur les lésions pulmonaires pourrait se concevoir comme s'effectuant par trois mécanismes différents : 1° par la paralysie des muscles de Reissessen qui favorise la stagnation des mucosités dans les bronches ; 2° par une action vasomotrice et trophique; 3° par l'anesthésie du larynx et de la trachée qui, jointe aux troubles de l'appareil de la déglutition, permettrait la pénétration dans le poumon des matières alimentaires et des liquides buccaux (Schluckpneumonie des Allemands).

M. Revilliod a soutenu que le trouble d'innervation de l'appareil pulmonaire était une des causes de mort les plus fréquentes chez les trachéotomisés. M. Landouzy (1) s'est rallié à cette manière de voir et M. Sanné ne semble pas éloigné de l'admettre pour certain cas.

Mais la broncho-pneumonie et la paralysie diphthérique ne coïncident pas d'habitude, la première étant un accident bien plus précoce, et les malades qui présentent l'une de ces complications, échappent souvent à l'autre. En outre, comme le fait remarquer M. Cadet de Gassicourt, cette théorie n'explique nullement pourquoi la broncho-pneumonie serait plus fréquente dans le croup que dans l'angine diphthérique.

Il est une autre circonstance dont l'influence pathogénique est bien autrement puissante et bien moins discutée :

(1) Landouzy. Des paralysies dans les maladies aiguës, Th. agr., 1878.

nous voulons parler de l'infection générale, de la toxémie. Le substratum anatomique ou chimique de cette altération du sang est encore à trouver; mais son existence est indiscutable dans les formes dites toxiques et hypertoxiques de la maladie. En France, on admet généralement avec Bretonneau et Trousseau que l'affection du sang est primitive et que la première éruption de fausses membranes en est déjà la manifestation. En Allemagne on tient encore beaucoup avec Virchow à la doctrine qui veut que la diphthérie commence par être une maladie locale: de la fausse membrane, foyer d'infection primitif, partirait le virus qui intoxique tout l'organisme.

Quelle que soit l'opinion qu'on adopte, ce qui importe peu pour la question que nous agitons, l'altération du sang est indiscutable dans les formes malignes et c'est dans celles-là précisément que la broncho-pneumonie est pour ainsi dire inévitable.

Nous avons eu soin de signaler que l'examen du sang n'avait fourni à presque tous les auteurs, de même qu'à nous, que des résultats négatifs au point de vue de la présence des micro-organismes. Mais ce fait ne doit pas décourager de nouvelles tentatives, étant donné que la science possède des exemples bien constatés d'organismes pathogènes qui, dans de certains milieux et dans certaines conditions, affectent une forme sporulaire sous laquelle ils sont presque insaisissables.

D'ailleurs l'avenir appartient peut-être à la chimie; en s'attachant à l'étude des virus sécrétés par les organismes inférieurs, elle est entrée dans une voie qui pourra conduire à de féconds résultats.

OBSERVATIONS

Observation I. (Résumée.)

Diphthérie. Angine et croup opéré. Broncho-pneumonie tardive. Guérison.

Doy... (Félicie), 4 ans, entrée le 19 juin 1883, pavillon Bretonneau, n° 3.

Angine depuis deux jours. Croup au début. Opérée le lendemain de son entrée. Soulagement. Guérison rapide. Ablation de la canule le 25 juin.

Le 30 juin (10 jours après l'opération), reprise de la fièvre ; T. 39°,2. Respiration gênée et bruyante ; un peu de tirage. L'auscultation dénote de gros râles ronflants dans les deux poumons ; la respiration devient soufflante au sommet gauche.

Application de ventouses sèches.

2 juillet. Pas d'aggravation des symptômes pulmonaires ; la fièvre ne tombe pas : 38°,0.

Le 5. L'enfant est moins bien depuis hier. Fièvre ; T. 40°,1.

Sonorité médiocre ; respiration obscure, râles humides et souscrépitants. Ventouses.

Le 6. T. 40°,4.

Respiration gênée ; toux continuelle. Dans l'aisselle gauche : matité, souffle, râles crépitants.

Le 7. T. 40

Le 8. T. 38,2 ; 37°,8.

Le 9. T. 37°,0 ; 38°.

La toux devient grasse ; elle reste encore fréquente.

Le 11. La toux persiste ; disparition des râles.

Le 15. Guérison de la complication pulmonaire. Sort guérie le 20 juillet.

OBSERVATION II. (Résumée.)

Diphthérie. Angine et croup opéré. Broncho-pneumonie au vingt-septième jour. Guérison.

Franch... (Albert), 4 ans et demi, entré le 31 mars 1883, pavillon Bretonneau, n° 10.

Croup à la période asphyxique ; opéré à l'entrée. Marche régulière ; enlèvement de la canule le 4 juin.

Le 6. Poussée de bronchite ; nombreux râles ronflants dans les deux poumons ; avec fièvre éphémère.

Le 6. T. 40°,4.

Le 7. T. 38°.

Jusqu'au 20 juin, disparition graduelle des râles ; état général très satisfaisant, la température oscille entre 37°,5 et 38°,5.

Le 20. Ascension brusque de la température. T. 40°,4.

Respiration gênée. Râles sous-crépitants aux deux bases. (Vésicatoire.)

Le 29. Pas d'amélioration. T. M. 39° ; S. 40°

Le 30. Un peu de mieux.

Râles sous-crépitants aux deux bases, sans matité ni souffle. T. 38°,8.

1er juillet. Même état. T. 38°,2.

Le 3. Râles humides disséminés qui persistent jusqu'au 12 juillet.

Exeat le 22 juillet.

OBSERVATION III.

Diphthérie prolongée. Broncho-pneumonie. Mort.

Enfant de 3 ans et demi, diphthérique depuis un mois. Angine et croup. Opéré à son entrée il rend continuellement depuis lors des fausses membranes par sa canule dont il n'a pas pu se passer. L'angine avait été légère, sans engorgement ganglionnaire, sans symptômes généraux graves. Pas de signes permettant de faire le diagnostic de la broncho-pneumonie. Meurt cachectique. N'a pas eu d'albuminurie.

Autopsie. — Fausses membranes dans la trachée, dans les grosses et les petites bronches, et sur le larynx. Elles forment une couche continue et sont assez adhérentes à la muqueuse.

Dans le poumon, on ne trouve en tout que trois lobules de broncho-pneumonie à la période d'hépatisation rouge, l'un siège dans le lobe moyen du poumon droit en arrière, un autre au sommet gauche, le troisième à la base gauche. A la coupe, ces noyaux pneumoniques paraissent secs, d'un rouge clair. Pas d'emphysème, pas d'atélectasie ni congestion hypostatique. Les ganglions trachéo-bronchiques sont tuméfiés. Aucune lésion dans les autres organes. Les reins sont un peu congestionnés dans leur portion corticale. Rate normale, petite, remarquablement ferme.

Examen histologique. — Nodules de broncho-pneumonie, dont le centre est en suppuration déjà avancée. Les bronches sont très enflammées, ne contiennent que du pus, leurs parois sont en train de subir la fonte purulente. Les alvéoles voisins sont pleins de leucocytes et de granulations réfringentes. On trouve dans la zone de pneumonie catarrhale un réseau de fibrine très abondant entre les mailles duquel commencent à apparaître de nombreux leucocytes.

Les lobules voisins de ceux qui sont le siège des lésions principales présentent de la splénisation au début. Les cellules sont en voie de tuméfaction, et on constate une dilatation vraiment énorme des capillaires dans les travées inter-alvéolaires.

Pas d'hémorrhagies pulmonaires.

Pas de microbes.

Observation IV.

Diphthérie. Croup d'emblée opéré. Broncho-pneumonie.

Enfant de dix mois. Malade depuis quinze jours. Pas d'angine. Depuis deux jours dyspnée qui va croissant, accès de suffocation, aphonie, tirage. On diagnostique croup d'emblée et l'enfant est opéré. Il rend des fausses membranes par la plaie trachéale. Avant l'opération la percussion et l'auscultation ne décèlent pas de complication pulmonaire. Dans l'état général un seul fait éveille l'attention, c'est la fièvre qui est un peu trop élevée. L'introduction de la canule ne soulage qu'imparfaitement l'enfant; il reste anxieux, agité. Le lendemain cyanose, souffle aux deux bases avec submatité et râles fins au-dessus. Des fausses membranes ont apparu sur le pharynx. Mort par asphyxie.

Autopsie. — La trachée et les grosses bronches sont tapissées de fausses membranes fibrineuses résistantes. Dans les plus petites bronches il n'y a qu'une inflammation simple et elles contiennent du muco-pus. Les deux lobes inférieurs du poumon sont en hépatisation lobulaire confluente. Les lobules à un degré variable d'inflammation n'ont pas une couleur uniforme, d'où l'aspect marbré de la coupe. Des fragments de tissu, mis dans l'eau gagnent presque partout le fond du vase. En avant seulement, où il existe un peu d'emphysème, ils surnagent. Dans le lobe supérieur du côté droit existe une tout autre lésion. On le trouve infiltré de tubercules miliaires, les uns gris, les autres jaunes. Un groupe de ces tubercules est franchement caséeux. Les ganglions correspondants sont farcis de tubercules miliaires. L'un d'entre eux est caséeux. Les autres ganglions sont roses, peu tuméfiés. Aucune lésion dans les autres organes. Sur la valvule tricuspide se trouvent plusieurs hématonodules.

Examen histologique. — Les coupes du poumon montrent des lésions fort peu intenses sur les bronches sub-lobulaires. L'épithélium est même conservé mais un peu proliféré, les faisceaux musculaires sont conservés ; il n'y a qu'un peu de congestion des parois. Dans les bronchioles, les plus fines seulement il y a un commencement d'infiltration embryonnaire des parois. Les nodules péri-bronchiques sont remarquables par les blocs compacts que forment dans les alvéoles les cellules soudées par de la fibrine. En de petits points seulement, vers les bords, se voit de la fibrine presque pure. Réseau de fibrine très net en particulier dans la zone de splénisation où l'on trouve aussi une congestion énorme des capillaires qui sont sinueux et variqueux. Il n'y a d'épanchement de sang que sur peu de points et à un degré insignifiant.

On trouve dans les portions hépatisées, au sein des alvéoles deux ou trois chaînettes de microcoques composées chacune de trois ou quatre granulations au plus. En aucun point on ne voit plus de deux chaînettes à la fois dans un même champ du microscope. Il n'y en a pas trace dans les parties splénisées.

Pas de bacilles. L'examen de fragments du sommet droit montre une broncho-pneumonie tuberculeuse typique. En aucun point du reste du poumon nous n'avons trouvé trace de tubercules.

Observation V.

Diphthérie, angine et croup opéré. Broncho-pneumonie.

Garçon de 5 ans 1/2, malade depuis six jours avant son entrée : angine et croup. Opéré le surlendemain ; presque pas soulagé. Pas de diphthérie toxique, ni ganglions, ni albuminurie. Broncho-pneumonie diagnostiquée le jour de l'entrée. Mort par asphyxie deux jours après l'opération.

Autopsie. — On ne trouve pas de fausses membranes dans les bronches, elles s'arrêtent au niveau de la trachée. Broncho-pneumonie confluente dans la plus grande partie du lobe inférieur gauche. Congestion intense tout autour.

Examen histologique. — Dans les bronches l'épithélium est partout détaché, infiltration embryonnaire considérable des parois. Les nodules péribronchiques sont assez étendus, la zone de pneumonie catarrhale surtout est très large. On y voit un grand nombre de cellules épithéliales et énormément de fines granulations de fibrine (solubles dans l'acide acétique). Ailleurs, dans la zone de pneumonie catarrhale encore, la fibrine est en tractus et extrêmement abondante. Elle ne renferme dans son réseau qu'un petit nombre de cellules épithéliales. Dans les cloisons conjonctives dilatation énorme des vaisseaux lymphatiques. Pas d'hémorrhagie.

La coloration des coupes par la méthode de Gram montre qu'en certains points il existe passablement de coccus ronds, souvent en diplocoques et contenus dans les cellules, parfois en courtes chaînettes. Ils siègent surtout et sont particulièrement abondants dans les conduits alvéolaires et dans les alvéoles qui les avoisinent immédiatement. Les points où on les trouve ne sont pas toujours ceux où la suppuration est le plus marquée ; il n'y a généralement que de la pneumonie catarrhale.

Observation VI.

Diphthérie grave. Angine et croup opéré. Broncho-pneumonie(1).

La nommée Can... (Antoinette), 6 ans 1/2, entrée au pavillon Bretonneau le 4 février 1885. Angine depuis dix jours, croup depuis quatre jours. Opérée à son entrée, elle a été très soulagée par la trachéotomie, a rendu beaucoup de fausses membranes et passé une nuit calme. Dans la gorge, on voit beaucoup de fausses membranes sur les amygdales et sur les deux côtés de la luette. Pas d'engorgement ganglionnaire, coryza diphthérique à droite, jetage, épistaxis.

Le 6 se manifestent les signes d'un peu d'intoxication ou d'une

(1) Nous remercions ici notre excellent collègue Revilliod, interne de M. Cadet de Gassicourt, qui a très amicalement mis à notre disposition toutes les autopsies de diphthériques qui pouvaient nous intéresser.

complication. Épistaxis ; hémorrhagie par la plaie. Le lendemain, paralysie du voile. Le 8, l'enfant est d'une pâleur terreuse et très affaissée. Il n'y a pourtant pas grand engorgement des ganglions du cou, pas de fausses membranes dans la gorge ; aucun signe physique de complication pulmonaire. Mort très rapide, précédée de vomissements et de coliques, comme dans les paralysies du bulbe.

En somme, diphthérie grave. Mort au troisième jour de complication pulmonaire.

Autopsie. — Fausses membranes dans le larynx. Dans la trachée et les grosses bronches la muqueuse est pâle, exulcérée par places. Dans les petites bronches on retrouve de petits flocons fibrineux assez longs mêlés à leur contenu purulent. L'adénite trachéo-bronchique est peu marquée.

Poumon gauche : Nodules de broncho-pneumonie durs d'un gris rosé, saillants à la coupe et tranchant sur un fond plus rouge de tissu, crépitant, d'aspect normal ou seulement congestionné. Ces nodules isolés plongent dans l'eau. Pas d'atélectasie ni d'emphysème. Ces lésions inflammatoires occupent la moitié postérieure du lobe inférieur et quelques lobules de la languette antérieure.

Poumon droit : Hépatisation de la moitié inférieure du lobe inférieur, de presque tout le lobe moyen et de deux ou trois lobules du lobe supérieur ; lésions un peu plus avancées que celles du coté opposé. On voit quelques petites ecchymoses sous-pleurales et des hémorrhagies peu abondantes au pourtour des lobules hépatisés, d'où aspect marbré.

Examen histologique. — Dans les bronches l'inflammation est peu avancée, l'épithélium souvent conservé ; elles contiennent du pus et de la fibrine. En certains points, on voit dans les nodules péribronchiques des blocs de fibrine avec quelques cellules épithéliales et plus ou moins de leucocytes. La fibrine est en filaments très abondants. Ailleurs (poumon droit) elle est réduite en granulations ; mais même dans les lobules en voie de suppuration on voit des blocs de fibrine ayant résisté.

Sur le pourtour des lobules atteints on découvre quelques petites hémorrhagies dont les globules sont parfois déjà altérés, granulations hématiques.

L'examen des coupes après coloration par la méthode de Gram a montré : des microcoques ronds, quelquefois ovoïdes, souvent disposés en diplocoques, mêlés avec quelques bacilles dans les bronches et bronchioles et dans les alvéoles voisins qui contiennent des masses fibrino-cellulaires. On voit parfois très nettement un de ces alvéoles dans la zone d'envahissement, rempli de cellules et contenant au centre un groupe serré de diplocoques ronds. Ailleurs ils sont plus gros et ovoïdes.

Dans les régions où l'inflammation est moins avancée (splénisation) les microcoques ronds et ovoïdes ne sont pas très abondants; mais on y trouve un peu plus de bacilles.

Sur le produit du raclage de divers points du poumon on retrouve ces microcoques ronds, souvent en chaînettes, les microcoques ovoïdes souvent réunis par deux et des bacilles.

Observation VII.

Diphthérie toxique. Angine et croup opéré. Broncho-pneumonie.

L'enfant D... (Charles), 4 ans, entre au pavillon Bretonneau le 2 février 1885. Angine depuis huit jours. On ne sait de quand date le croup. Opéré à l'entrée. La respiration était très obscure des deux côtés, l'enfant est pourtant un peu soulagé. Coryza, fausses membranes en quantité dans le nez, jetage abondant et irritant. Fausses membranes assez épaisses sur les amygdales. Un peu d'engorgement ganglionnaire. Pâleur. Mort le 4 février, le dixième jour de sa maladie.

Autopsie. — Fausses membranes d'une extrême abondance dans le pharynx, les fosses nasales, dans le larynx qu'elles obstruent en engainant la canule. Il y en a tout le long de la trachée et jusqu'aux plus fines ramifications des bronches, surtout à droite. Une dizaine de lobules de broncho-pneumonie existent près du hile du poumon droit, dans le lobe moyen, et deux ou trois dans le lobe inférieur. Leur coupe est rouge et sèche. Ces nodules sont entourés d'une congestion très marquée. Sur la coupe on y remarque des points plus clairs au niveau des bronchioles. Tous sont remarquables quand ils siègent sous la plèvre en ce qu'ils sont déprimés au-dessous de la surface des lobules voisins emphysémateux, en sorte qu'ils se dessinent comme des taches d'un violet sombre sur fond ardoisé. Isolés, ils plongent dans l'eau. Pas d'hémorrhagie apparente à l'œil nu, ni dans le tissu pulmonaire ni sous la plèvre. Dans le poumon gauche il n'y a que deux ou trois lobules hépatisés près du hile. Les ganglions sont peu tuméfiés. Cœur normal. Le sang est un peu diffluent, mais non de couleur sépia. Tous les autres viscères sont normaux.

[L'enfant est rachitique et l'on trouve les lésions caractéristiques des tibias et du thorax; crâne normal; dents de Hutchinson à érosions transversales. Dans le poumon, près du hile du poumon droit, nous avons trouvé deux petites gommes caséeuses grosses comme un pois ou un haricot, à coupe sèche, coriace, entourées d'une coque fibreuse. Quatre ou cinq des ganglions lymphatiques de ce côté sont très gros, infiltrés de même de gommes caséeuses. Renseignements pris, la mère paraît avoir été syphilitique.]

Examen histologique. — Les bronches présentent une inflammation intense, leurs parois sont infiltrées de cellules embryonnaires qui dissocient leurs fibres musculaires. Dans plusieurs bronches l'épithélium est tombé; ailleurs il est composé de plusieurs couches de cellules. Leur contenu est composé de fausses membranes bien nettes, parfois de pus avec un peu de fibrine.

Les alvéoles voisins offrent les lésions de la splénisation : congestion, cellules tuméfiées, quelques-unes déjà détachées, remplissant même les alvéoles en certains points. Fibrine assez abondante, généralement granuleuse.

Hémorrhagies très nettes et abondantes à la périphérie des lobules malades, atteignant presque les bronches. Souvent le sang est altéré et réduit en granulations hématiques. Les vaisseaux sont gorgés de sang partout. Les lymphatiques des cloisons interlobulaires sont pleins partout de sang granuleux.

Sur les lamelles préparées avec le suc pulmonaire on voit des diplocoques peu abondants, formant des chaînettes de 6 à 10 grains, mais plus souvent isolés. Quelques-uns sont ovalaires et un peu plus gros, mais il est impossible de leur découvrir une capsule. Bacilles rares.

Sur les coupes il nous a été impossible de retrouver ces organismes. (Elles avaient été placées par erreur dans de l'alcool 1/3 pendant vingt-quatre heures.)

Observation VIII.

Diphthérie. Angine et croup. Broncho-pneumonie. Adénite trachéo-bronchique.

La nommée Bel... (Camille), entre à l'hôpital Trousseau le 18 février 1885. Elle a une angine depuis le 15, du croup depuis le 17 : accès de suffocation, un peu de tirage permanent. Respiration obscure, surtout à droite. La malade présente en outre du cornage et une toux aboyante, coqueluchoïde. On apprend qu'elle tousse depuis un an déjà. Elle est très chétive.

Le lendemain 19 le tirage augmente et on opère l'enfant. Immédiatement avant, l'examen du poumon révèle une submatité à la base gauche avec apnée des deux côtés. L'opération n'amène qu'un soulagement incomplet, l'enfant tousse et ne rend pas de fausses membranes. La submatité à gauche persiste, mais on entend des deux côtés des râles fins.

Le 20 elle a rendu des fausses membranes, mais la respiration est dure et irrégulière; mort dans la soirée

Autopsie. — Fausses membranes adhérentes et très abondantes sur les amygdales, la luette, dans tout le larynx et jusqu'à la bifurcation de la trachée. Dans les bronches il n'y a que du pus. Les ganglions trachéo-bronchiques sont gros e l'on en trouve un qui est caséeux, placé à cheval sur la bronche droite et comprimant le pneumogastrique.

Poumon gauche : A la base, quelques lobules sont hépatisés et l'on y remarque les bronchioles comme des points jaunes sur fond rouge. Tout autour, atélectasie et splénisation ; des fragments de ce tissu flottent sur l'eau. Petites ecchymoses sous-pleurales.

Poumon droit : Lobe inférieur très congestionné, mais crépitant partout sous le doigt. Le lobe supérieur tout entier est hépatisé, de couleur rouge sombre, les bronches remplies de pus. Les fragments plongent dans l'eau. Rien dans les autres organes.

Examen histologique. — Selon les points examinés les bronches sont plus ou moins enflammées ; elles contiennent du pus. Quant au tissu pulmonaire, à la base gauche on le trouve splénisé avec quelques hémorrhagies; dans le lobe supérieur droit les nodules péribronchiques montrent une zone de suppuration au centre et à la périphérie une zone de pneumonie catarrhale assez étendue. Dans cette dernière région on trouve un peu de fibrine.

La recherche des microbes a été faite sur les coupes et sur des lamelles enduites de suc pulmonaire. Dans le pus des bronches nous avons trouvé une grande quantité de micrococcus en chaînettes et de bacilles. Dans les régions congestionnées ou splénisées, des bacilles assez nombreux et des coccus ronds et ovoïdes relativement moins abondants. Dans le lobe supérieur droit de nombreuses chaînettes de grains arrondis, quelques corpuscules ovoïdes et des bacilles.

Observation IX.

Diphthérie toxique. Angine. Pas de croup. Broncho-pneumonie latente.

Le nommé Hir..., 4 ans 1/2. Scrofuleux. Malade en tout six jours. Angine caractérisée par des fausses membranes épaisses, grisâtres, se détachant facilement et se reproduisant avec une grande rapidité. Odeur très fétide. Adénite sous-maxillaire et cervicale énorme. Jetage. Voix claire et absence de tirage. Un peu de coryza avec des épistaxis. Vomissements les derniers jours. Mort d'intoxication avec collapsus graduel.

Autopsie. — Fausses membranes épaisses dans la trachée et dans les bronches jusqu'aux divisions de troisième ordre. On ne peut les suivre plus loin. Il n'y en a pas dans le larynx. Broncho-pneumonie au début, splénisation de tout le lobe inférieur gauche ; mais le tissu pulmonaire crépite encore et surnage sur l'eau. On n'y trouve que deux ou trois lobules en hépatisation vraie et qui plongent au fond de l'eau. On y constate difficilement les nodules péribronchiques ; ils sont d'une couleur rouge assez foncée. Dans le poumon droit mêmes lésions encore moins marquées. Les ganglions péribronchiques sont tuméfiés, friables sans hémorrhagie. Tous les autres organes ne présentent aucune lésion appréciable.

Examen histologique. — Au centre des nodules péribronchiques les canaux bronchiques sont remarquablement peu enflammés. L'épithélium est conservé dans quelques points, tombé dans d'autres. Les parois des bronches sont à peine infiltrées de cellules embryonnaires ; leur contenu est du muco-pus. Tout le nodule est constitué par un foyer hémorrhagique. Dans la zone péribronchique les globules sont altérés, déformés, décolorés et réduits parfois en granulations. Plus loin du centre les globules sont parfaitement conservés et mêlés aux éléments inflammatoires d'une pneumonie catarrhale très peu intense. Les travées conjonctives interlobulaires et interacineuses sont très élargies, et l'on y distingue entre les faisceaux conjonctifs un fin réticulum que ses réactions micro-chimiques décèlent comme formé d'énormes quantités de globules rouges un peu altérés dans leur forme avec un peu de fibrine. Les vaisseaux lymphatiques contiennent également un peu de sang.

Les fines granulations qu'on voit dans certains alvéoles auraient pu être prises pour des microbes, mais elles ne se colorent pas par le bleu de méthylène, se colorent par l'éosine et se dissolvent dans la potasse à 40 0/0. Ce sont donc des granulations hématiques. Par la méthode de Gram on ne trouve que quelques rares bâtonnets assez gros et en longue chaîne, qui tiennent à un début de putréfaction.

Observation X.

Diphthérie toxique. Angine. Croup non opéré. Bronchite pseudo-membraneuse et brnocho-pneumonie.

Garçon de 7 ans et demi. Di phthérique sans qu'on puisse fixer le jour du début de la maladie. Angine, croup, signes de broncho-pneumonie. Le malade a présenté un engorgement ganglionnaire considérable, des fausses membranes pharyngées de mauvais aspect, du jetage, et de l'albuminurie. Pas d'opération à cause du peu de tirage et du mauvais état général.

Autopsie. — Bronches, trachée et larynx tapissés de fausses membranes blanchâtres, assez épaisses, mais très friables, siégeant sur une muqueuse très rouge offrant même de petites ecchymoses.

Poumons : Broncho-pneumonie confluente aux deux bases, caractérisée par des noyaux hépatisés de couleur rouge foncé ; sur la coupe de quelques-uns d'entre eux on constate au centre des grains jaunes mais peu nets. Ils sont séparés par des espaces splénisés. La congestion des deux poumons tout entiers est très remarquable.

Cœur normal : le bord de la valvule mitrale offre une légère tuméfaction d'apparence gélatineuse. Autres viscères normaux.

Examen histologique. — Ce qui frappe avant tout c'est que le nodule péribronchique semble formé par un foyer d'hémorrhagie intra-alvéolaire.

La bronche centrale est enflammée, contient du pus mêlé de sang ; les premiers rangs d'alvéoles renferment des globules rouges peu altérés mêlés à un exsudat purulent et catarrhal. Sur le pourtour des nodules on constate les traces d'une inflammation assez vive, catarrhale, avec réseau fibrineux très notable. Même en ces points-là, de nombreux globules rouges sont mêlés à l'exsudat.

Pas de microbes.

Observation XI.

Diphthérie. Croup opéré. Broncho-pneumonie le onzième jour. Mort.

Observation empruntée à M. Bouchut (*Gaz. des hôp.*, 1874. p. 497).

L'enfant Joséphine B..., âgée de trois ans, est apportée dans mon service le 4 mai de cette année, atteinte de croup à la troisième période caractérisée par l'anesthésie. Elle est malade depuis huit jours.

Avant son entrée elle a eu plusieurs accès de suffocation ; ses parents l'ont fait vomir trois fois ; l'enfant a toujours été d'une très bonne santé.

La trachéotomie fut faite sur-le-champ.

Le 5. A la visite du matin, on trouve l'enfant gaie, sans râles dans la poitrine, le murmure vésiculaire se fait avec son ampleur normale.

Pas d'albumine dans les urines, pas de diarrhée. Le même état se maintient jusqu'au 9. Alors on trouve l'enfant agitée ; la plaie a un commencement de phagédénisme, les mucosités qui sortent par la canule sont fluides, sans consistance d'un gris sale. Le murmure vésiculaire paraît un peu rude, mais il n'y a pas de râle et pas de souffle. Cet état dure deux jours ; la plaie reprend un bon aspect (on la touche avec une solution au 10°0 d'acide phénique).

Le 12. A la visite du soir, on trouve que la respiration est plus difficile, le murmure vésiculaire plus rude à gauche et en arrière ; la fièvre est plus forte. T. 40°,3 ; R. 80 ; P. 160

Le 13. Aucun changement dans les signes stéthoscopiques.

Le 14. Il y a une amélioration notable. La malade est sans fièvre et respire sans aucune gêne. T. 37,6 ; R. 45 ; P. 148 ; on essaye de la laisser sans canule, mais l'enfant étouffe immédiatement.

Le 15. Même état.

Le 16. On la trouve avec beaucoup de fièvre et des vomissements alimentaires; la plaie a saigné un peu. Matité en arrière du côté droit; le soir on entend en plus quelques râles sous-crépitants des deux côtés. La pommette gauche est très rouge.

Le 17. Même état, les aliments sortent par le nez (à cause d'un peu de paralysie du voile du palais).

Le 18. L'état général est pire et dans les fosses sus et sous-épineuses des deux côtés on entend du souffle et des râles sous-crépitants nombreux aux deux bases. La figure est cyanosée; la pommette gauche est toujours rouge. On remarque sur la face antérieure de la jambe gauche une petite tache produite par des infarctus sous-cutanés.

Anorexie, diarrhée abondante pour la première fois; pas d'albumine. Le pouls très fréquent (191), fort, bondissant, mais régulier. Ce même état grave continue, et l'enfant succombe le 19 dans la journée.

Autopsie. — Les *deux poumons* présentent des lésions semblables, mais elles sont plus marquées à droite qu'à gauche. A *droite*, il y a un peu d'épanchement dans la plèvre, et cette séreuse, sur le lobe inférieur, est çà et là couverte de fausses membranes jaunâtres, sales, assez épaisses, qui unissent les lobes entre eux et créent quelques adhérences avec la paroi costale.

Le poumon est lourd, dur, résistant, sans crépitation, marbré de taches noires et grises entourées d'une zone rouge inflammatoire. Les taches noires correspondent à des parties ramollies fluctuantes. Les noyaux noirs sont formés par l'infiltration apoplectique du tissu pulmonaire au milieu d'un tissu rouge livide, congestionné, non crépitant, et ils varient du volume d'un grain de chènevis au volume d'un gros pois. Quelques-uns offrent au centre une partie grisâtre d'infiltration purulente. Les taches grises, fluctuantes, forment des cavités qui varient du volume d'un pois au volume d'une noisette, et ces cavités sont remplies de pus sanieux, mélangé à un détritus celluleux de tissu pulmonaire mortifié, mais sans odeur de gangrène. Autour de ces abcès, il y a une zone rouge d'inflammation pulmonaire large de quelques millimètres. Il n'y a d'abcès que dans le lobe inférieur, et dans les supérieurs on ne trouve que de la pneumonie lobulaire et des infarctus apoplectiques.

A *gauche*. Le poumon présente des lésions semblables sur la plèvre, couverte d'exsudat grisâtre, dans le lobe supérieur criblé de noyaux apoplectiques, et dans le lobe inférieur où, à côté de ces noyaux il y a aussi cinq abcès métastatiques bien formés.

La trachée est très rouge à l'intérieur et offre une ulcération profonde au-dessous de l'ouverture faite pendant la vie. Cette ulcération résulte de la pression exercée par la canule.

Le cœur offre à gauche une endocardite végétante mitrale et aortique très caractérisée et dans ses cavités une thrombose fibrineuse ancienne, blanchâtre, caséeuse dans le ventricule et ambrée dans l'oreillette. Le bord de la valvule est rouge, épaissi, saillant, très granuleux, et les valvules sigmoïdes sont épaisses, d'un rouge noirâtre. Au-dessus de l'aorte il y a trois plaques rouges au milieu desquelles sont des grains blanchâtres d'athérome. A droite il y a également un bourrelet rouge épais d'endocardite végétante tricuspide et une thrombose ventriculaire assez ancienne.

Le foie, très volumineux, commence à subir la dégénérescence graisseuse, et il n'y a rien dans les reins ni dans la rate.

Sous la peau des jambes, en avant, sur le tibia, existent trois hémorrhagies sous-cutanées du volume d'un noyau de cerise et occupant la couche graisseuse sous-cutanée.

Observation XII.

Diphthérie toxique. Broncho-pneumonie.

Garçon de 6 ans. Entré pour angine et croup et opéré immédiatement. Les renseignements fournis par les parents sont absolument incomplets. Il serait malade depuis huit ou dix jours, aurait eu des rougeurs sur la peau. Après l'opération apparaissent des signes de toxicité, odeur fétide, engorgement ganglionnaire, albuminurie. Signes de broncho-pneumonie évidente. Mort quatre jours après la trachéotomie.

Autopsie. — Broncho-pneumonie disséminée, confluente aux bases. Sur la coupe elle présente un aspect qui en impose tout à fait pour une broncho-pneumonie tuberculeuse. Cela tient aux grains jaunes, qui, occupant en nombre considérable la plupart des lobules, ont une couleur jaune clair sur fond rouge. Le tissu voisin crépite mal. Ces grains jaunes secs à la coupe, ne se vident pas facilement quand on les pique, mais ne semblent pas saillants. Bronchite pseudo-membraneuse. Aucune autre lésion.

Examen histologique. — Poumon ; durcissement par l'alcool absolu, coupes colorées par le picrocarminate d'ammoniaque et montées dans la glycérine.

Les bronchioles intralobulaires offrent suivant les points un degré varié d'inflammation. Les moins atteintes ont leur membrane propre intacte ; les cellules épithéliales sont seulement gonflées et ont perdu le caractère de cellules à cils vibratiles pour devenir granuleuses, hautes, irrégulières. Les bronches les plus malades ont leurs parois entièrement suppurées.

Autour d'elles ont constate un premier cercle d'alvéoles colorés en jaune, remplis d'une matière granuleuse très fine, qui pénètre même les cellules de l'exsudat qui sont elles-mêmes bourrées de granulations et par suite paraissent peu distinctes.

Plus loin se trouve une zone colorée en rouge vif où les alvéoles sont pleins de cellules embryonnaires.

En dehors de cette zone les acini sont remplis de cellules épithélioïdes avec de fins tractus fibrineux. C'est la pneumonie catarrhale. Nulle part il n'y a d'hémorrhagie. Tous les capillaires sont gorgés de sang.

C'est l'ensemble de ces zones qui constitue les grains jaunes qu'on distinguait à l'œil nu (aucune dégénérescence vitreuse, ni caséeuse, aucune cellule géante pouvant faire songer à des tubercules, les travées ne sont pas altérées comme dans la tuberculose).

Toutes ces bronches, les moyennes comme les plus petites contiennent un exsudat absolument analogue à des fausses membranes diphthériques (réseau fibrineux et cellules incluses). Les lymphatiques des cloisons interlobulaires, et les espaces lymphatiques péribronchiques qui sont très dilatés contiennent un réseau fibrineux analogue.

Pour rechercher les microbes nous avons employé d'abord la coloration par le brun de Bismarck puis le bleu de méthylène.

On constate ainsi que toutes ces granulations qui remplissaient les alvéoles de la première zone sont bien des microorganismes. Les cellules de la zone rouge en sont également remplies. De plus on en trouve des colonies innombrables dans chaque coupe, soit autour des bronches et infiltrant leurs parois, soit autour de conduits alvéolaires; d'autres se trouvent au sein des cellules au milieu de l'exsudat de la pneumonie catarrhale.

Nous avons fait représenter quelques-unes de ces lésions. En un point de la paroi d'un conduit alvéolaire où les microbes sont d'une abondance extrême, on voit des masses plus ou moins denses, mal limitées ; muqueuses entièrement composées de microorganismes (zooglées).

A partir de ces amas on voit des microbes isolés qui pénètrent plus avant dans le tissu, quelques-uns probablement contenus dans le protoplasma des cellules dont, grâce au procédé employé, le noyau seul est visible. Des cellules voisines des zooglées semblent contenir des microbes dans leur noyau même (?).

Déjà avec un faible grossissement (1/200) on reconnaît que ces organismes se présentent sous deux formes distinctes. Les grands amas sont formés de granulations rondes, et sur les bords on voit en outre des bacilles d'une extrême petitesse.

Avec un beaucoup plus fort grossissement (1/12 Zeiss immers, homog.) on peut voir isolément un groupe de ces bacilles. Ils sont très ténus, généralement incurvés et se montrent composés de grains qui ne sont pas toujours réguliers. Certains bacilles n'ont des grains qu'à leurs extrémités. Ils se colorent d'une façon moins intense que les microcoques. Ceux-ci sont des grains notablement plus gros que les spores des bacilles, parfaitement ronds habituellement disposés en chaînettes par 5 ou 6 ou par 2 et 3 seulement.

Ces deux formes de microbes se trouvent partout entremêlées. Sur le bord d'amas formés par des microcoques se trouvent des bacilles isolés ou par petits groupes. Ailleurs, d'autres groupes assez volumineux sont formés de bacilles et l'on pourra voir par exemple une seule chaînette de microcoques se trouver en contact avec eux.

Nous avons trouvé également de ces microcoques ou zooglées dans des fausses membranes qui tapissent la muqueuse trachéale.

Observation XIII.

Diphthérie maligne. Angine. Paralysie. Broncho-pneumonie. Abcès lombaire. Pleurésie purulente.

Le nommé D... (Salomon), 2 ans 1/2, entré, le 28 juin 1883, au Pavillon Bretonneau, malade depuis deux jours avant son entrée. Angine, amygdales tuméfiées avec fausses membranes sur l'amygdale gauche seulement. Ganglions sous-maxillaires modérément tuméfiés des deux côtés. Un peu de coryza. Voix claire, respiration normale. Jusqu'au 4 juillet rien de particulier à noter, la voix est restée claire; les amygdales encore tuméfiées et rouges commencent à se nettoyer, rien dans les poumons.

Le 5. La fièvre apparaît, 39°,8, et les fausses membranes ont reparu sur une muqueuse saignante. La fièvre continue, il survient de l'affaissement, et un peu de toux, rien de net dans la poitrine.

Le 9. Paralysie du voile du palais avec reflux des liquides.

Le 10 et le 11. On note un affaissement croissant, un peu de cyanose, de l'anorexie, et toujours pas de dyspnée.

Le 12. L'enfant est mourant, très affaissé, cyanotique, en proie à la dyspnée; on constate le battement des ailes du nez, un violent tirage sus et sous-sternal. Et pourtant la voix et la toux sont claires, il n'y a plus de fausses membranes dans la gorge.

Malgré un examen attentif on ne découvre rien dans les poumons, si ce n'est quelques râles fins disséminés. La fièvre est intense, le pouls bat 160. L'enfant meurt à midi le même jour.

A l'autopsie on trouve dans la plèvre gauche 230 grammes environ de liquide purulent, d'un blanc crémeux, très fluide contenant des flocons fibrineux qui adhèrent un peu à la plèvre, surtout dans la région inférieure. La plèvre est très congestionnée. Dans le poumon gauche existent, au milieu du lobe supérieur, quelques noyaux de broncho-pneumonie au bord antérieur, avec une congestion générale du lobe et quelques ecchymoses sous-pleurales. Vers le bord inférieur du poumon on remarque sur la surface une tache jaune verdâtre longue de 3 centimètres, sur 1 de largeur, dont les bords sinueux sont marqués par un bord rouge de quelques millimètres de large. Ce foyer est fluctuant et légèrement saillant ; sur sa coupe on le voit pénétrer à une profondeur de 1 1/2 centimètre. Il contient un liquide purulent grisâtre avec quelques détritus de tissu conjonctif mortifié. Il ne répand pas d'odeur gangreneuse. Par le lavage on obtient une cavité anfractueuse, irrégulière où l'on voit flotter quelques lambeaux et des rameaux vasculaires encore gorgés de sang.

Dans le poumon droit quelques noyaux de broncho-pneumonie centrale, mal limités, entourés d'une zone de splénisation. A la base du lobe inférieur nombreux lobules en hépatisation rouge et grise : aspect marbré de la coupe.

A la pression il s'écoule des bronches un liquide spumeux. La muqueuse bronchique est congestionnée et non recouverte de fausses membranes. Les plus petites ramifications contiennent du pus.

Larynx très congestionné. Il n'y a que quelques petites fausses membranes récentes sur la surface postérieure de l'épiglotte. Les ganglions péribronchiques offrent de l'adénite simple.

Péricarde contenant environ 60 grammes de liquide séreux. Caillots fibrineux dans le cœur, pas d'endocardite.

Reins un peu gros. Rate ferme et normale.

Examen histologique. — Les lésions bronchiques varient suivant le point examiné, on en trouve à tous les degrés.

Les lobules hépatisés sont pour la plupart gorgés de sang. Quelques ecchymoses sous-pleurales.

L'aspect de ces lobules est en nombre de points absolument celui que l'on décrit classiquement. La lymphangite est très marquée.

Sur les coupes de l'abcès on voit au milieu du pus, une énorme quantité de petites granulations qui, sur les préparations colorées par le violet de méthyle et examinées à un fort grossissement, sont des micrococcus en zooglées et en chaînettes. Ils abondent surtout dans une sorte d'exsudat fibrineux qui tapisse les parois de la cavité. Il est facile de se rendre compte que ces microcoques sont les mêmes que ceux que nous avons signalés dans l'observation précédente. On ne rencontre nulle part de bacilles. Les microcoques sont souvent contenus dans l'intérieur de leucocytes et y prennent alors une disposition quelconque. Quand la cellule en est toute pleine ils font irruption au dehors et ont alors une grande tendance à s'arranger en chaînette de 3 à 7. S'ils sont très abondants ils forment ces gros amas d'aspect nuageux que nous avons décrits.

Dans les lobules atteints d'hépatisation grise on ne les trouve pas toujours en égale abondance. Quelques uns en sont remplis, d'autres en contiennent beaucoup moins.

Observation XIV.

Diphthérie grave. Angine et croup opéré. Broncho-pneumonie: Abcès lobulaire. Pleurésie purulente.

Enfant de 23 mois. A son entrée, 10 juillet, angine depuis six jours, accès de suffocation se répétant, tirage; on opère le soir du même jour. Avant l'opération on avait trouvé des râles abondants dans la poitrine. L'enfant est pourtant très soulagé et rend par la canule de longues fausses membranes tubulées et ramifiées. Il a rendu de ces fausses membranes tous les jours jusqu'à sa mort.

Pas d'engorgement ganglionnaire, pas de coryza. Dès le début la canule noircit et jette beaucoup de pus jaunâtre.

Le 20. Les fausses membranes sont encore très étendues sur les aymgdales et la luette, l'état général est mauvais, fièvre, 40°.

Le 22. La fièvre est vive, se maintient aux environs de 40°, la dyspnée est assez marquée et pourtant, à l'auscultation on note une respiration assez pure.

Le 23. Apparaissent quelques gros rhonchus, de la matité à la la base droite, et une agitation de mauvaise augure.

Le 25, à 5 heures du matin, il meurt asphyxié.

Autopsie. — Dans la plèvre droite il y a un épanchement d'un demi-litre environ de liquide jaune, opaque, avec énormes flocons fibrineux jaunes. Pas d'hémorrhagies sous-pleurales. partout la séreuse dépolie est recouverte de ces flocons, peu adhérents du reste. Les deux lobes inférieurs du poumon droit sont en hépatisation lobulaire confluente, le supérieur est en état de splénisation. Dans le lobe moyen, dont la coupe est assez uniformément grisâtre, on constate deux *abcès* gris verdâtre, à bordure rouge, limités d'un côté par la plèvre qui est dépolie et semble presque en voie de mortification. Ils contiennent du pus phlegmoneux dans un cavité très anfractueuse. Ils sont de la grosseur d'un haricot. Dans le lobe inférieur on trouve encore deux abcès semblables, mais n'affleurant pas à la plèvre, de la grosseur d'un pois à celle d'une noisette. Deux autres abcès de même grandeur et sous-pleuraux existent dans le lobe inférieur. Il y en a donc cinq en tout. Les bronches de tout le poumon droit, aussi loin qu'on peut les suivre, contiennent des fausses membranes très ténues et très friables dans les plus fines ramifications. Il y a en outre beaucoup de muco-pus.

Dans le poumon gauche les fausses membranes ne dépassent pas les plus grosses bronches. Le poumon offre de la splénisation dans son lobe inférieur où deux ou trois lobules sont hépatisés. Adénite trachéo-bronchique simple non suppurée.

Dans la trachée et surtout vers l'ulcération du bout de la canule les fausses membranes sont adhérentes et résistantes. Elles sont très épaisses sur le larynx. Dans le pharynx la muqueuse semble desquamée mais sans exsudat fibrineux.

Les autres organes (foie, rate, rein) sont normaux.

Examen histologique. — Dans les bronches on rencontre suivant les points tous les degrés de lésions, depuis de simples végétations épithéliales dans les régions peu atteintes (poumon gauche) jusqu'à la fonte purulente complète. Les bronches acineuses ne contiennent pas de fausses membranes. Pneumonie lobulaire ; centre formé de globules de pus, se colorant mal par le picrocarmin ; le liquide fourmille littéralement de fines granulations. Les cloisons alvéolaires sont à ce niveau très enflammées. Autour, pneumonie catarrhale très aiguë avec abondantes granulations. Il n'y a presque pas de fibrine, pas d'hémorrhagie notable. La lymphangite est assez marquée.

Sur la coupe d'un des abcès sous-pleuraux on voit au centre, du pus mal coloré contenu dans des alvéoles dont les parois ne sont plus représentées que par leurs fibres élastiques. La plèvre est le siège d'une inflammation intense. Les lobules voisins de l'abcès sont à l'état d'hépatisation grise.

Dans les préparations destinées à rechercher les microbes, colorées par le bleu de méthylène et montées dans le baume du Canada, on voit une quantité véritablement colossale de microques. Ce sont des micrcoques ronds qui forment volontiers des chaînettes et qui se groupent en grosses masses nuageuses. En certains points, au centre et au pourtour de l'abcès la préparation en est presque obscurcie. Dans la plèvre elle-même ils existent en grande abondance ; enfin, un fragment des fausses membranes pleurales examiné de la même façon, nous a apparu composé de fibrine, avec passablement de globules blancs, mais il était entièrement farci de ces mêmes microcoques.

Les portions splénisées contiennent aussi de ces microbes dans et autour des bronches, mais en bien moins grande abondance.

Nulle part nous n'avons trouvé de bacilles.

Observaton XV.

Diphthérie bénigne. Angine et croup opéré. Broncho-pneumonie suppurée.

H... (Alexandre), 5 ans, entre au pavillon Bretonnau, le 14 janvier 1885. Angine depuis trois jours. Croup opéré à l'entrée; la première nuit est calme et le lendemain on trouve les poumons sains à l'auscultation.

Le 18 seulement on constate une respiration gênée, obscure. Les jours suivants les râles apparaisent, l'état général est mauvais, la canule jette beaucoup.

Du 23 au 25 janvier un peu d'amélioration.

Puis du 27 au 30 les mauvais symptômes reparaissent.

Du 1er au 6 février il a été pris d'un érysipèle qui de la plaie s'est étendu au cou, donnant une fièvre peu intense.

Du 7 au 9 l'enfant va de plus en plus mal et meurt le 9 février.

En somme, c'est un enfant chétif atteint de diphthérie bénigne compliquée d'érysipèle et qui meurt le quatorzième jour de sa complication pulmonaire.

Autopsie. — Sujet très amaigri. Fausses membranes très ténues répandues dans tout l'arbre bronchique.

Poumon droit. Tout le lobe supérieur et moyen sont en hépatisation grise, pseudo-lobaire, d'une couleur terne et terreuse. Sur la coupe on y découvre un certain nombre de *vacuoles* bien caractérisées. Le tissu dans ces lobes est plutôt sec à la coupe que fluctuant, et pourtant il n'a pas l'aspect caséeux franc. Au raclage on obtient du pus très abondant. Le lobe supérieur a un aspect marbré dû à des lobules de broncho-pneumonie suppurée au milieu d'un tissu atélectasié et congestionné.

Poumon gauche : Presque tout le lobe inférieur est dans le

même état que le lobe supérieur du côté opposé. Dans la partie supérieure de ce poumon on trouve disséminés des foyers de 4 ou 5 lobules de même apparence et gris terreux, c'est-à-dire contenant du pus concret. Mais il n'y a pas d'abcès proprement dits en ce sens que le pus n'est nulle part collecté par fonte des travées interalvéolaires. Pas d'épanchement dans les plèvres. Pas d'hémorrhagies. Les ganglions trachéo-bronchique sont enflammés, volumineux, mais non suppurés ni caséeux.

Examen histologique. — Dans les régions les moins malades les bronches ont leurs parois infiltrées de cellules jeunes, l'épithélium est tombé. Elles contiennent des fausses membranes et du pus. Dans les alvéoles voisins il y a également aussi déjà une inflammation suppurative ; plus loin pneumonie catarrhale.

Dans les points où les lésions sont plus avancées on trouve tout le centre des nodules péribronchiques suppuré, occupé par des granulations ne se colorant plus par le carmin, et ces foyers forment par contiguïté avec les nodules voisins des abcès assez étendus occupant presque tout un lobule et qui sont très mal limités sur leurs bords. Les travées, à ce niveau, sont détruites et on ne reconnaît plus la structure connue du poumon. On rencontre au pourtour des foyers les moins avancés dans leur évolution, des amas de granulations hépatiques.

Quelques-unes de nos coupes ont porté sur les parois des vacuoles dont nous avons donné dans le corps de notre travail une description suffisante.

Les coupes et les préparations de suc pulmonaire desséché nous ont démontré d'énormes quantités de coccus arrondis et ovoïdes dans les foyers de suppuration. Ils sont réunis par deux, rarement en chaînettes de 4 à 6 grains tout au plus. Les grains ovoïdes ne semblent pas avoir de capsule. Nous avons pu en voir qui formaient des séries de 4 à 5 enchaînés. Ailleurs un chapelet de coccus rond se termine par un corpuscule ovoïde. On ne trouve pas de bacilles dans les foyers de suppuration. Les micrococques forment ici des masses nuageuses qui entourent le foyer de l'abcès lobulaire. Sur les parois des vacuoles ils se présentent de la même façon.

Dans les portions non encore suppurées le suc recueilli sur des lamelles contient plus de bacilles isolés ou en chaînettes de 2 à 3 que de microcoques; ces derniers sont fréquemment ovoïdes et assez gros. Tous ces microorganismes sont disséminés sur les coupes mais les fausses membranes des bronches et les parois de ces canaux en contiennent toujours des groupes abondants.

Observation XVI.

Diphthérie bénigne. Angine et croup opéré. Broncho-pneumonie, pleurésie séreuse.

L'enfant Pers..., 3 ans est apporté le 9 février 1885 au pavillon Bretonneau. Angine depuis huit jours, croup depuis trois jours, opéré aussitôt. Soulagement considérable nuit calme. Les fausses membranes sont médiocrement abondantes dans la gorge, il y a à peine de tuméfaction ganglionnaire. Pas de coryza. Respiration pure

Deux jours après on note que l'enfant a une dyspnée très grande, que sa canule râle et jette beaucoup. Il rend de longues fausses membranes. Il a le facies de l'asphyxie. On diagnostique une broncho-pneumonie. Mort à huit heures du soir.

L'enfant a eu une pleurésie droite l'an dernier.

Autopsie. — Dans la plèvre droite 6 à 700 grammes de liquide séreux, contenant à peine quelques flocons fibrineux. Quelques adhérences anciennes. Tout le poumon droit est en état de collapsus, sauf le bord antérieur. Le tissu flasque, rouge sombre, donnant beaucoup de sang à la coupe, mis dans l'eau, gagne le fond du vase.

Poumon gauche: Nombreux lobules hépatisés surtout autour du hile et dans la partie postéro-inférieure.

On découvre un tubercule caséeux en partie calcifié et enkysté dans le lobe supérieur, avec lésion similaire d'un ganglion du même côté.

Fausses membranes dans le larynx, la trachée et les grosses bronches seulement ; elles sont peu épaisses, très adhérentes. Pus dans les petites bronches du côté gauche. Adénite trachéo-bronchique considérable, les ganglions de couleur foncée sont conglomérés, soudés en apparence par une inflammation ancienne. Cœur, foie, rein, rien à noter.

Examen histologique. — Poumon droit. Atélectasie : les bronches sont à peine enflammées, tout au plus les cellules à cils vibratiles sont-elles un peu tuméfiées. Il n'existe pas de nodules péribronchiques. La congestion dans les capillaires et l'œdème des cellules épithéliales des alvéoles sont la seule lésion appréciable.

On y trouve pourtant par la coloration, au violet de gentiane, des microcoques ronds et ovoïdes en groupes et en courtes chaînettes, mais très disséminés. En outre des bacilles peu abondants dont plusieurs sporulés.

Poumon gauche : Dans les lobules qui semblaient hépatisés, lésions de broncho-pneumonie au premier degré. Congestion des parois bronchiques qui commencent à s'infiltrer de cellules embryonnaires et dont l'épithélium est tombé. Leurs cavités contiennent du pus emprisonné dans un réseau de fibrine ; on y retrouve les cellules épithéliales. Tout autour existe un nodule inflammatoire petit et peu marqué. La zone embryonnaire fait défaut. Les alvéoles contiennent des cellules de revêtement, des leucocytes en petit nombre et des filaments de fibrine.

L'analyse des coupes traitées par la méthode de Gram est fort intéressante. On voit des micrococques pour la plupart arrondis disposés en diplocoques ou en courtes chaînettes qui forment des groupes abondants dans le contenu des bronches ; d'autres petits groupes, mais bien plus clairsemés, se trouvent dans les alvéoles voisins, tout le reste du lobule en étant indemne.

Dans le suc pulmonaire obtenu par raclage on constate l'existence de microcoques ronds ou ovoïdes, les deux formes étant souvent unies l'une à l'autre dans une même chaînette ; en outre des bacilles relativement moins abondants.

CONCLUSIONS.

1° La broncho-pneumonie est une des complications les plus fréquentes de la diphthérie.

2° Ses causes sont multiples : en dehors de l'intoxication générale, certaines localisations des fausses membranes, les coïncidences morbides, les causes dites banales (froid, etc.), enfin la trachéotomie jouent un certain rôle et peuvent provoquer son apparition.

3° Elle survient généralement du deuxième au sixième jour.

4° Les symptômes généraux sont plus importants que les signes physiques pour le diagnostic de la broncho-pneumonie diphthérique.

5° Le pronostic est d'autant plus grave que la complication a apparu plus tôt.

6° Les lésions anatomiques de la broncho-pneumonie diphthérique se caractérisent souvent par la prédominence de certaines lésions élémentaires (abondance de la fibrine, foyers hémorrhagiques).

7° Dans presque tous les cas on trouve dans les poumons des microorganismes appartenant à 2 formes : 1° des micrococcus sphériques ou ovalaires qui souvent se disposent en chaînettes ; 2° des bacilles semblables à ceux que l'on trouve dans tous les produits pseudo-membraneux de la diphthérie.

8° En se fondant sur l'abondance et le mode de distribution de ces organismes dans les lobules enflammés, on peut émettre une hypothèse sur leur signification : les bacilles transportés au sein des alvéoles pulmonaires y feraient naître une inflammation qui fournit aux microcoques un terrain favorable. Ceux-ci pullulent dans ce milieu et provoquent la suppuration du lobule.

9° On doit néanmoins avoir égard à l'influence de l'intoxication générale, laquelle est indiscutable au moins pour certains cas, quand bien même la nature de l'altération du sang est encore inconnue.

TABLE DES MATIÈRES

Paris, — A. Parent, imp. de la Fac. de médec., A. Davy, successeur,
52, rue Madame et rue M.-le-Prince, 14.

EXPLICATION DES FIGURES DE LA PLANCHE.

Fig. 1 (oc. 3, obj. 4. Vérick), 200 diamètres.

Bronche intralobulaire remplie de pus, où l'on voit des microcoques formant de nombreux amas; dans les alvéoles voisins, qui sont peu enflammés, on en trouve aussi quelques-uns en groupes ou en chaînettes (obs. XVI).

Fig. 2 (oc. 3, obj. 7. Vérick), 310 diamètres.

Portion d'un alvéole pulmonaire rempli de pus avec un peu de fibrine. On y voit un amas de diplocoques (zone d'envahissement) (obs. VI).

Fig. 3 (oc. 2, obj. 7. Vérick), 315 diamètres.

Microbes très abondants en zooglées et en amas d'aspect diffus, situés le long de la paroi d'un alvéole (obs. XII).

Fig. 4 (oc. 3, obj. imm. homog. 1/12 Zeiss), 900 diamètres.

Microbes ronds, les uns contenus dans une cellule, d'autres libres dans le liquide, souvent disposés en diplocoques ou en chaînettes (obs. XII).

Fig. 5 (oc. 3, obj. imm. homog. 1/18 Zeiss), 1,500 diamètres.

Microcoques arrondis disposés en diplocoques ou en chaînettes. Microcoques ovoïdes unis deux à deux; d'autres sont unis à un organisme rond unique ou à une chaînette. Sur quelques-uns d'entre eux on remarque un étranglement. Bacilles présentant des grains plus colorés (ceux qui sont dessinés à gauche de la figure proviennent d'une fausse membrane diphthérique du larynx).

Fig. 6 (même grossissement).

Chaînette de microcoques ovoïdes situés au-dessus du bord d'une cellule sur laquelle se dessine l'auréole pâle dont ils sont enveloppés.

Publications de la Librairie Adrien Delahaye et E. Lecrosnier, éditeurs.

Traité d'anatomie descriptive, avec figures intercalées dans le texte, par PH.-C. SAPPEY, professeur d'anatomie à la Faculté de médecine de Paris, etc. 3e édition entièrement refondue. 4 vol. in-8, 1876-77............ 60 fr.
Cartonné............ 65 fr.
Quelques exemplaires sur papier vélin............ 80 fr.

Traité d'anatomie pathologique, par le docteur LANCEREAUX, professeur agrégé à la Faculté de médecine de Paris, médecin des hôpitaux, etc. Tome Ier, Anatomie pathologique générale. 1 vol. in-8 avec 267 figures intercalées dans le texte............ 20 fr.
Cartonné............ 21 fr.
— Tome II, Anatomie pathologique spéciale, Anatomie des systèmes: 1e Système lymphatique. 1 vol. in-8 avec 179 figures intercalées dans le texte. 25 fr.
Cartonné............ 26 fr.

Traité d'anatomie générale appliquée à la médecine, Embryogénie, Eléments anatomiques, Tissus et systèmes, par L. CADIAT, professeur agrégé à la Faculté de médecine de Paris, etc., avec une introduction de M. le professeur Ch. ROBIN. 2 vol. in-8, avec 479 fig. dessinées par l'auteur..... 25 fr.

Anatomie descriptive et dissection, contenant un précis d'embryologie, la structure microscopique des organes et celle des tissus, par le docteur J.-A. FORT, professeur libre d'anatomie et de chirurgie, etc. 3e édition revue et augmentée. 3 vol. in-8 avec 1227 figures intercalées dans le texte..... 30 fr.

Traité élémentaire d'histologie, contenant l'histologie des éléments anatomiques, des tissus, et de tous les organes du corps humain, par le Dr J.-A. FORT, professeur libre d'anatomie, 2e édition, etc. 1 vol. in-8 avec 500 figures intercalées dans le texte............ 14 fr.

Eléments d'anatomie comparée des animaux invertébrés, par le Dr TH. H. HUXLEY. Ouvrage traduit de l'anglais par le docteur G. DARIN, avec une préface, des notes et un chapitre sur les principes généraux de la biologie, par M. le professeur GIARD. 1 vol. in-12 avec 156 figures intercalées dans le texte. 1877............ 6 fr.

Manuel de technique microscopique ou Guide pratique pour l'étude et le maniement du microscope, par le docteur LATTEUX, chef du laboratoire d'histologie à l'hôpital Necker, etc. 2e édition. 1 vol. in-18 avec 177 figures dans le texte............ 7 fr. 50

Formulaire thérapeutique à l'usage des praticiens, contenant les notions et les formules relatives à l'emploi des médicaments, de l'électricité des eaux minérales, de l'hydrothérapie, des climats et du régime, par le professeur FONSSAGRIVES. 1 vol. avec figures intercalées dans le texte. 1882. 4 fr.; cartonné............ 4 fr. 50.

Traité élémentaire de thérapeutique et de pharmacologie, par le docteur A. RABUTEAU, 4e édition. 1 vol. in-8, avec 58 figures intercalées dans le texte. 1884............ 19 fr.

De la phthisie bacillaire des poumons, par G. SÉE, professeur de clinique médicale à la Faculté de médecine de Paris, et LABADIE-LAGRAVE, médecin des hôpitaux (Médecine clinique). 1 vol. in-8 avec 2 pl. 1884. 11 fr.

Traité théorique et pratique de la goutte, par le docteur LECORCHÉ, médecin des hôpitaux, etc. 1 vol. in-8 avec 5 planches. 1884............ 13 fr.

Traité d'électrothérapie, par le docteur ERB, professeur à l'Université de Leipzig, etc. Traduit de l'allemand par le docteur RUEFF. 1 vol. in-8 avec figures dans le texte. 1884............ 13 fr.

Leçons cliniques sur la syphilis étudiée plus particulièrement chez la femme, par Alfred FOURNIER, professeur à la Faculté de médecine de Paris, médecin à l'hôpital Saint-Louis, etc. 2e édition. 1 fort vol. in-8 avec 8 planches en chromolithographie. 1881. 21 fr.; cart............ 22 fr.

Manuel de pathologie et de clinique infantiles, par le Dr A. DESCROIZILLES, médecin de l'hôpital des Enfants-Malades, etc. 1 vol. in-18, 1884............ 12 fr.

Formulaire des maladies des voies urinaires, par le Dr MALLEZ. Notes thérapeutiques et cliniques recueillies à la clinique de la rue Christine, 1 vol. in-18............ 3 fr. 50

Hygiène des Européens dans les pays intertropicaux, par M. NIELLY, professeur à l'École de médecine de Brest. 1 vol. in-18 avec 19 planches............ 5 fr. 50

PARIS. — A. PARENT, A. DAVY, successeur, Imp. de la Fac. de méd.,
52, rue Madame et rue M.-le-Prince, 14.

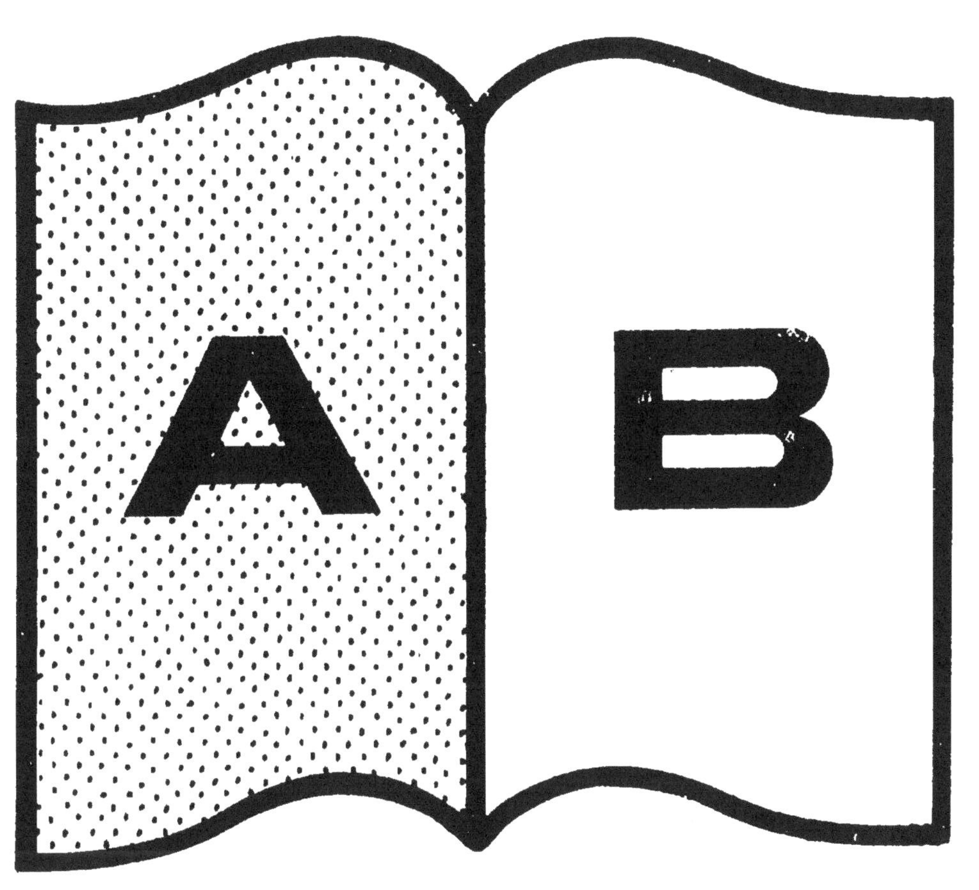

Contraste insuffisant

NF Z 43-120-14

www.ingramcontent.com/pod-product-compliance
Ingram Content Group UK Ltd.
Pitfield, Milton Keynes, MK11 3LW, UK
UKHW021234230726
13926UKWH00003B/1429